면역력을 높이는 생활습관

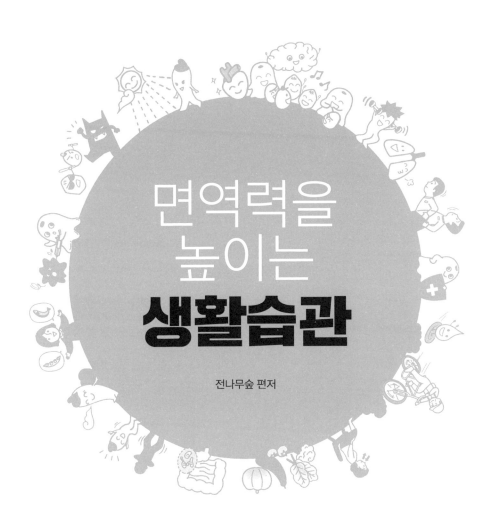

면역력을
높이는
생활습관

전나무숲 편저

전나무숲

면역력을 높이는데
'생활습관'은 왜 바꿔야 할까?

만약 우리가 건강을 위해 할 수 있는 일이 단 한 가지뿐이라면 그것은 바로 면역 시스템을 온전히 지켜서 면역력을 강화하는 것이다. 면역 시스템은 우리 몸이 스스로를 보호하는 강한 방어 체계다. 몸속에 들어온 병원균에 대항하는 항체를 만들어 독소를 중화하거나 병원균을 죽여서 다시는 그 병에 걸리지 않게 한다. 이러한 면역 작용으로 생긴 면역력은 이 세상에 존재하는 그 어떤 약보다 부작용 없이 몸을 건강하게 하고, 그 어떤 최첨단 수술보다 정교한 방법으로 인체를 치료한다.

뿐만 아니라 노화의 속도를 늦춰 돈을 주고도 살 수 없는 생명 연장의 꿈을 이룰 수 있게 하고, 건강 악화를 막음으로써 질병에 걸렸을 때 발생하는 경제적인 손실까지 예방한다. 암이 유발하는 신

4

체적 고통과 경제적 손실을 생각하면 면역 시스템을 지키고 면역력을 강화하는 것이 얼마나 소중한 일인지 새삼 깨달을 수 있다. 또 면역 시스템은 신체적 피로감과 정신적 스트레스를 이길 수 있도록 도와서 삶의 질을 유지하게 해준다. 지금 건강에 특별한 문제가 없거나, 혹 있더라도 그나마 병원에 입원하지 않고 살아갈 수 있는 것은 모두 '면역 시스템' 덕분이다.

그런데 이처럼 강한 면역 시스템도 서서히 파괴되는데, 그 이유는 다름 아닌 면역 시스템을 제대로 작동하지 못하게 만드는 우리의 생활습관 때문이다. 면역 시스템이 파괴되면 면역력도 자연스럽게 떨어진다. 원래 면역력은 20대에 최고치에 다다랐다가 나이가 들면서 서서히 약해지는데, 만약 면역 시스템이 빠른 속도로 붕괴하면 면역력이 급속도로 악화되어 40대에도 암에 걸릴 수 있고 당뇨병·고혈압 등 각종 만성질환으로 약에 의존하며 살아가야 한다. 게다가 경제활동을 포기할 수 없으니 몸을 돌보지도 못한 채 일을 해야 하고, 이는 만성질환을 더욱 악화시켜서 또다시 면역력을 떨어뜨리고 만다.

다행인 것은 우리의 노력 여하에 따라 면역을 회복할 수 있다는 점이다. 혹시 돈과 시간이 많이 들지는 않을까 걱정이 되는가? 하지만 걱정할 필요가 없다. 면역력을 회복하는 방법은 돈이 거의 들지 않기 때문이다. 건강한 식사를 위해 '질 좋은 식품'을 구입하는 것 정도에만 돈이 들어가는데, 이 점 역시 안심해도 된다. 면역력을 높이는 식품 대부분은 동네 마트에서 구입할 수 있는 것들이기 때문이다. 운동도 마찬가지다. 의지만 확고하다면 돈을 들여서 헬스장을 등록하는 대신 집 주변을 걷거나 뛰고, 근육 운동을 하는 것으로 충분하다.

중요한 것은 실천이다. 막상 건강한 식사를 챙기려니 번거롭고, 운동을 하려니 귀찮아서 원래 하던 대로 하고 싶어질 수 있다. 오랜 기간 동안 함께해온 담배와 술을 끊는 일도 쉽지 않은 일이다. 하지만 '면역력을 높이는 것은 분명 가장 귀한 선물을 받는 것'이라는 생각으로 의지를 다지고 몸으로 실천해야 한다.

이 책은 면역력을 높이는 방법 중에서, 아침에 일어나서 저녁에 잠들기까지 매 순간 실천할 생활습관을 망라하고 있다. 복잡한 절차도 어려운 수련도 필요 없다. 면역력을 높이는 데 필요한 건강지식을 알고, 잘못된 생활습관을 유지하게 했던 몇 가지 편견과 오해를 바로잡아 생각을 바꾸고, 꼭 해야 할 것들을 하고, 피할 것을 피하면 그만이다. 아마 이 책의 내용을 충분히 숙지하고 절반만 실천해도 면역력이 최악으로 치닫는 일은 없을 것이다.

이 책은 전나무숲출판사의 '몸속 최고의 의사, 면역 이야기' 시리즈 총 3권 중 제2권이다. 제1권《면역력의 힘》, 제3권《면역력을 높이는 식생활》과 함께 읽는다면 자신과 가족의 건강까지 챙길 수 있을 것이다. 이 시리즈는 일본에서 '면역 신드롬'을 일으킨 권위 있는 면역학자 아보 도오루(安保 徹)의 면역학 이론에 근거하고 있다. 특히 그의 어려운 면역학 이론을 흥미로운 일러스트를 통해 쉽고 재미있게 설명, 한눈에 이해할 수 있도록 구성했다. 다만 1~3권은 서로 중복되는 내용을 최대한 피하려 했으나 불가피하게 중복되는 내용이 다소 있음을 미리 알린다. '몸속 최고의 의사, 면역 이야기' 시리즈를 통해 '행복한 100세 가족'의 삶을 누리기를 기대한다.

_ 전나무숲

PART 2

아침, 점심, 저녁의 면역력 강화 습관

PART 3
매 순간 지켜야 할 면역력 강화 습관

PART 1

생각을 바꿔야
습관도 바뀐다

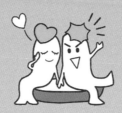

습관은 자신도 모르게 몸에 밴 행동 패턴이지만, 생각의 결과물이기도 하다. 예를 들어 열이 조금만 나도 서둘러 약을 먹는 습관은 '약을 먹어야 낫는다'는 생각에 의해 만들어진다. 불규칙한 생활 역시 '그게 뭐가 문제야?'라는 생각이 마음에 깔려 있다. 그렇기에 습관을 바꾸려면 생각부터 바꿔야 한다. 생각이 바뀌면 자연스레 행동 패턴도 바뀌게 된다. 그런데 생각은 어떻게 해야 바뀔까? 방법은 하나다. 제대로 아는 것! 건강 지식을 제대로 알면 그에 따라 생각이 바뀌고 잘못된 생활습관을 올바른 방향으로 충분히 바꿔나갈 수 있다.

스트레스는
면역력 최대의 적

　면역력이 강하다는 것은 면역 시스템이 원활히 작동된다는 것을 뜻하고, 이는 체내 면역세포가 제 역할을 하고 있다는 것을 의미한다. 면역세포는 곧 백혈구로, 단핵구가 성장한 대식세포를 비롯해 과립구(호중구·호산구·호염기구)와 림프구(T세포·B세포·NK세포)로 분류된다.

　면역세포가 제 기능을 발휘하려면 이들이 적절한 비율을 유지해야 한다. 건강한 사람의 경우 대식세포는 전체 백혈구의 5%이고, 과립구는 백혈구의 50~65%, 림프구는 백혈구의 35~41%를 차지한다. 만약 이 비율이 깨지면 면역세포가 제 기능을 발휘하지 못한다.

　그런데 이 비율은 어떻게 유지될까? 핵심은 인체의 신경계 중

자율신경계에 있다. 자율신경계는 교감신경과 부교감신경으로 구성되는데, 우리가 일상생활을 하면서 일을 하거나 운동을 하는 등 활발히 움직일 때는 교감신경이 우세해지고, 반대로 쉬거나 잠을 자는 등 몸이 이완될 때는 부교감신경이 우세해진다. 이 두 신경이 우세와 약세를 반복하면서 균형을 유지할 때 면역력은 최고치에 이른다.

문제는 우리가 스트레스를 받으면서 생긴다. 스트레스는 자율신경계의 균형 상태를 깨뜨리기 때문이다. '스트레스를 받으면 면역력이 약해진다'고 말하는데, 정확하게는 '스트레스를 받으면 자율신경계의 균형이 깨져 면역력이 약해지는 것'이다.

환경이 만드는 스트레스

우리가 일상에서 받는 스트레스의 종류는 다양하다. 지나치게 일을 좋아하는 경우엔 쉬는 시간보다 일에 몰입하는 시간이 더 길고, 일이 실패할까봐 긴장하면서 스트레스를 받는다. 원하지 않는 노동에 시달리는 경우, 고된 육아로 지친 일상을 지속해야 하는 경우에도 스트레스가 치솟는다.

이러한 스트레스 상황에서는 아드레날린이라는 호르몬이 계속해서 분비되기 때문에 심장박동이 빠르게 뛰고 혈압이 올라 교감신경이 우세해지고 과립구가 많아진다. 과립구가 지나치게 많아지면 병원균이 아닌 자신의 몸을 공격해 조직을 파괴하는 지경에 이를 수 있다.

감정에 의한 스트레스도 매우 흔한 일이다. 일상에서 자주 두려움, 불안, 걱정, 후회, 외로움, 슬픔, 우울의 감정을 느끼는 사람은 교감신경이 활성화되어 있을 수 있다. 신경질적인 사람 역시 마찬가지다. 특히 감정이 급격하게 변하는 사람은 혈압이 빠르게 오르내리는 경향이 있는데, 이는 심혈관 질환에 좋지 않은 영향을 미친다.

중요한 점은 이런 스트레스가 만성화될 때다. 일하고 생활하는 환경에서 꾸준히 스트레스에 노출되는 경우가 가장 위험하다. 가족과의 오랜 불화, 마음이 맞지 않는 사람과 함께 일해야 하는 직장, 생계 때문에 어쩔 수 없이 일을 하는 경우엔 지속적으로 스트레스를 받는다. 이런 만성 스트레스는 면역력을 약화시켜서 인간이 겪을 수 있는 거의 모든 질병을 유발한다.

인간관계에서 오는 스트레스

스트레스 중에서 가장 큰 비중을 차지하는 것은 사람으로 인한 스트레스다. 사람은 홀로 살아갈 수 없기에 늘 다른 사람들과 함께 하며 다양한 인간관계를 맺고 산다. 하지만 이런 관계 속에는 스트레스의 요소가 늘 상존해 있다. 예를 들어 누군가 자신을 무시하거나 편견에 쌓인 눈으로 바라보거나 비난하면 스트레스를 받는다. 또 주변의 누군가에게 열등감이나 질투심을 느낄 때는 자신이 스스로 스트레스를 만들기도 한다.

스트레스가 면역력을 약화시키는 만큼 일생 동안 면역력을 유지하려면 주변 사람들과 좋은 관계를 맺는 것이 중요하다. 마음을 터놓고 즐거운 대화를 할 수 있는 상대가 있는 것만으로도 인간관계에서 오는 스트레스를 어느 정도 줄일 수 있다. 미국 ABC방송에서 18~55세의 성인 276명을 대상으로 정기적인 대화 상대의 여부와 감기 바이러스 저항력에 대한 실험 결과를 보도했는데, 정기적인 대화 상대를 둔 사람은 그렇지 않은 사람보다 감기 바이러스에 대한 저항력이 4배나 높았다.

이처럼 마음이 통하는 사람과의 긍정적인 대화는 상황을 낙관적으로 보게 하고 일상을 즐길 수 있도록 도와 자신도 모르게 순간순간 올라오는 우울한 감정에서 벗어날 수 있게 한다. 또 세상을 긍정적으로 바라보면 면역반응을 촉진하는 '헬퍼T세포'가 더 많이 분비된다. 그러니 이메일이나 SNS를 통해서라도 건전하고 긍정적인 대화를 지속적으로 나눌 수 있는 상대를 두는 것이 면역력 강화와 심리적 안정감을 위해서 좋다.

과로로 생기는 스트레스

과로는 육체적으로 긴장감을 유발하고, 정신적으로 스트레스를 주어서 교감신경을 활성화한다. 따라서 과로가 지속되면 면역력이 약화될 수밖에 없다. 특히 과로로 인해 코티솔과 아드레날린 같은 호르몬이 대량 방출되면 혈관 벽에 상처가 나 각종 심혈관 질환이 유발된다. 심혈관 질환은 돌연사를 유도해 가족에게도 큰 슬픔을 남긴다. 장기간 과로하면 심혈관 질환의 발생 위험이 47%나 높아지고 사망률은 9.7%나 높아진다. 실제로 심혈관 질환은 전 세계적으로 사망 원인 1위이며, 우리나라에서도 2위일 정도로 많은 사람이 고통받는 질환이다.

한국보건사회연구원이 정한 '과로'의 기준은 주 60시간 근로이다. 주 5일 근무라면 하루에 12시간, 주말까지 일을 하더라도 하루 9시간을 넘겨서는 안 된다는 말인데, 이때의 주 60시간은 과로에 해당하는 근무 시간을 최대치로 잡았을 때의 시간이다. 캐나다 퀘백대학교의 연구 결과에 의하면, 주 40시간 일하는 사람은 35시간 일하는 사람보다 고혈압에 걸릴 위험성이 50%나 더 높다. 편안한 휴식 시간이 줄어들면 수면을 제대로 취하지 못해 면역력은 더욱 약화된다. 따라서 과로는 면역력을 떨어뜨리는 최대의 적이다.

자신의 근무 시간이 하루 12시간 이하라고 안심하면 안 된다. 요즘 시대의 필수품이 되어버린 모바일 기기 역시 일 못지 않은 자극과 스트레스를 준다. 한국인은 2019년 기준 하루 평균 3시간 40분이나 모바일 기기를 사용하며, 이는 2016년에 비하면 두 배로 늘어난 수치다.

모바일 기기를 사용하면 스트레스 호르몬인 코티솔의 분비가 늘어나 수명이 줄어들 수 있다는 연구 결과가 있다. 미국 코네티컷대학교 의과대학 데이비드 그린필드 교수는 "스마트폰을 들여다보는 것은 물론 근처에 두거나, 심지어 알림 신호를 상상하는 것만으로도 코티솔 분비가 늘어난다"고 말한다.[1] 일반적으로 스마트폰으로 게임을 하거나 뉴스를 보는 등의 행위를 '휴식'이라고 생각하지만, 사실은 전혀 그렇지 않다는 것이다. 그런 점에서 일 때문에 과로하지 않더라도 모바일 기기의 사용 시간까지 더하면 우리가 스트레스에 노출되는 시간은 훨씬 더 많은 셈이다.

운동이 스트레스 해소에 좋은 이유

운동 부족은 면역력에 직접적인 타격을 입힌다. 면역세포인 백혈구를 감소시키고 스트레스를 유발하는 두뇌 단백질인 사이토카인을 증가시킨다. 또 질병에 맞서는 데 필요한 단백질인 인터류킨-2와 인터페론-g의 수치도 떨어뜨린다. 반면 스트레스 호르몬인 아드레날린이 상대적으로 많이 분비된다. 체지방이 늘고, 위와 장의 운동이 제대로 되지 않고, 항산화 효소도 줄어든다. 운동 부족이 장기간 지속되면 암세포가 주변 세포에까지 영향력을 미쳐서 몸은 점점 약해지고 피폐해진다. 한마디로 적당한 운동을 규칙적으로 하지 않으면 면역력은 제 기능을 발휘하기 힘들어진다.

하지만 적당한 운동을 규칙적으로 하면 체력이 회복되면서 피로가 줄어들고 신체적 스트레스에서 벗어날 수 있다. 뿐만 아니라 면역력이 강화되어 대장암, 간암, 췌장암, 위암, 전립선암, 유방암, 폐암 등 거의 모든 암의 호전에 효과가 있다. 운동을 하면 세포가 강해져 주변의 암세포에 저항하는 능력까지 향상되기 때문이다.

운동은 심리적인 스트레스의 해소에도 효과가 있어 '천연 신경안정제'로 불린다. 규칙적으로 운동을 하면 우울증 감소에 도움이 되는 세로토닌의 분비량이 늘어나고, 통증을 줄이고 행복감을 증진시키는 베타-엔도르핀의 분비량이 늘면서 심리적으로 안정된다. 또한 적절한 피로감으로 숙면을 유도한다.

그러나 지나치게 격렬히 운동을 하면 교감신경을 자극해서 과립구를 늘리기 때문에 림프구의 능력이 떨어지고 면역력이 약해질 수 있다.

스트레스가 우리 몸에 미치는 영향

똑같은 스트레스를 받아도
나이에 따라 영향을 받는 장기가 다르다.
충격받기 가장 쉬운 곳이
제일 먼저 손상을 입는다.

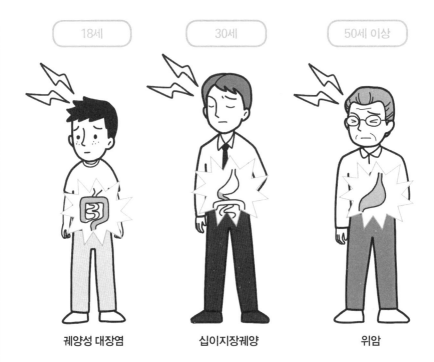

18세 — 궤양성 대장염

30세 — 십이지장궤양

50세 이상 — 위암

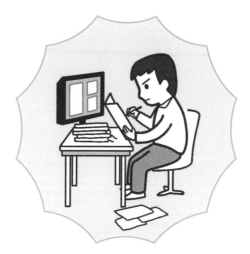

좋아하는 일도
너무 무리해서 하면
면역력을 떨어뜨린다.

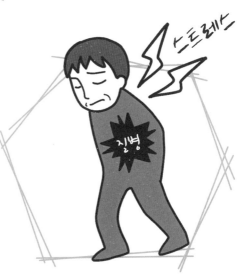

마음이 불안정하면
충격을 받은 부위가
질병에 쉽게 걸린다.

면역력에 좋은 스트레스와
나쁜 스트레스

앞에서 살펴봤듯이 스트레스는 자율신경계의 균형을 깨뜨려 면역력을 약화시키는 최대의 적이다. 그렇다면 스트레스가 아예 없다면 우리 몸의 면역력도 완벽해질까?

그렇지 않다. 우리 삶에서 스트레스가 완벽하게 제거되어도 면역력은 강해지지 못한다. 그렇다고 모든 스트레스가 면역력에 필요하다는 말은 아니다. 그래서 더욱 스트레스와 면역력의 연관성을 깊이 이해하고, 면역력에 '좋은 스트레스'와 '나쁜 스트레스'를 구분할 필요가 있다.

면역력을 높이는 좋은 스트레스

미국 펜실베이니아대학교 마틴 셀리그만 교수는 쥐를 이용해 스트레스에 관한 실험을 했다. 쥐 300마리에게 동일한 암세포를 주입한 뒤 3개의 그룹으로 나누고, 그룹별로 두 개의 방이 있는 우리 안에 넣었다. 첫 번째 그룹의 쥐들에게는 어느 방을 가든 전기 충격을 가했고, 두 번째 그룹의 쥐들에게는 한쪽 방에서만 전기 충격을 가했다. 스트레스를 피할 수 있는 여지를 준 것이다. 세 번째 그룹의 쥐들에게는 아예 전기 충격을 가하지 않았다. 이후 각 그룹의 쥐들은 어떻게 됐을까?

3개월 후 쥐들을 관찰해보니 첫 번째 그룹의 쥐들 중 73%에서 암이 생겼고, 두 번째 그룹의 쥐들 중 31%에서 암이 생겼다. 그 어떤 전기 충격도 받지 않은 세 번째 그룹의 쥐들은, 상식적으로는 스트레스가 없으니 암도 없을 것이라고 예상했지만, 결과는 예상을 빗나갔다. 세 번째 그룹에서는 50%의 쥐들에게서 암이 생겼다. 스트레스를 전혀 받지 않은 쥐들보다 '스트레스를 피할 수 있는' 쥐들의 암 발생률이 더 적었던 것이다.

이 실험은 환경에 대한 긍정적 신념의 효과를 보여주는 실험으로 유명하다. 첫 번째 그룹과 두 번째 그룹을 비교했을 때 '스트레스를 피할 방법이 없다'고 생각되는 환경과 '스트레스를 받지만 피할 방법이 있다'고 생각되는 환경에서의 암 발병률 차이가 42%나 됐다. 생각과 환경의 차이가 이렇게 큰 결과의 차이를 낳은 것이다.

이 실험 결과를 통해 유추할 수 있는 또 다른 사실은 면역력에 좋은 스트레스와 나쁜 스트레스가 있다는 것이다. 좋은 스트레스는 '단기간 나를 자극하며, 언제든 피할 여지가 있는' 스트레스다. 반면 나쁜 스트레스는 '장기간 나를 자극하며, 탈출구가 없는' 스트레스다.

좋은 스트레스는 마치 백신 같은 역할을 한다. 좋은 스트레스를 받으면 같은 종류의 스트레스에 대처하는 능력이 생기면서 면역세포가 더 많이 생성된다. 이런 종류의 스트레스는 마음 상태에도 긍정적인 효과를 준다. 도전을 할 때는 긴장(스트레스)을 느끼지만 그것을 이루고 나면 자신감이 솟아나고 성취감을 느끼게 된다. 이때 우리 몸에서는 도파민과 세로토닌 같은 물질이 분비되면서 이런 기회가 다시 생긴다면 강렬하게 도전하고 싶은 욕구가 자리를 잡는다. 한마디로, 좋은 스트레스는 삶의 윤활유 역할을 한다.

면역력을 떨어뜨리는 나쁜 스트레스

면역력에 나쁜 스트레스란 '도저히 극복하기 힘들 것 같다'는 절망감에 휩싸이는 스트레스다. 그동안 적지 않은 실패를 하면서 자신감을 잃어 도전할 의욕 자체가 떨어진 경우다.

나쁜 스트레스를 받으면 우리 몸은 급격하게 반응해 교감신경과 부교감신경의 균형이 무너지고, 혈압이 높아지고, 혈액 순환이 원활하게 되지 않는다. 심장병의 위험성도 매우 높아진다.[2]

나쁜 스트레스의 영향은 꽤 오래 지속된다. 성인이 되어 받은 나쁜 스트레스는 물론 과거 어린 시절에 받은 과도한 스트레스가 성인이 되어서도 영향을 미칠 정도다. 아이슬란드의 아이슬란드대학교와 스웨덴의 카롤린스카연구소 연구팀은 1981~2013년 무려 30여 년간 스트레스 진단을 받은 스웨덴인 10만 명과 그들의 형제자매 12만 명, 일반인 106만 명에 관해 대규모 분석을 했다. 그 결과 어린 시절에 '외상 후 스트레스 장애(PTSD)' 진단을 받은 환자에게서 자가면역질환이 나타날 확률이 더 높았다. 즉 어린 시절의 스트레스와 충격은 고스란히 두뇌와 마음에 남고, 그것이 몸의 면역체계를 바꾸는 것이다. 따라서 현재의 스트레스도 중요하지만 과거의 스트레스도 되돌아볼 필요가 있다. 다행히 스트레스에 대한 조절력이 생긴 뒤에는 어린 시절에 받은 스트레스를 다양한 방법으로 조절할 수 있다.

그렇다면 면역력에 나쁜 스트레스는 어떻게 떨쳐낼 수 있을까? 마틴 셀리그만 교수의 연구 결과에서 보았듯이 '스트레스를 피할 여지가 있다'고 느끼는 것이 중요하다. 그러니 어쩔 수 없이 스트레스를 받았다면 빨리 그 스트레스에서 멀어져야 한다.

스트레스를 다른 사람에게 털어놓는 것도 도움이 된다. 스트레스는 감출수록 악화되는 경향이 있으니 다른 사람에게 현재 자신을 괴롭히는 스트레스에 대해 털어놓고 함께 대화를 나누면 스트레스가 어느 정도 해소되면서 답답한 마음이 가벼워진다. 상대방에 따라 긍정적인 조언을 받을 수도 있다.

사소하지만 작은 행복감을 느끼려는 노력도 중요하다. 만약 직장에서 스트레스를 많이 받는다면 직장을 떠나지 않는 이상 스트레스에서 자유롭기는 힘들다. 이런 경우에는 퇴근 후 운동을 하거나, 동호회 활동을 하거나, 반려동물과 즐거운 시간을 보내는 등 스트레스에서 벗어나는 자신만의 방법을 만들어야 한다.

대단한 일을 해야만 스트레스에서 벗어날 수 있는 것은 아니다. 상쾌한 기분, 자신만의 만족감, 소소한 행복감 모두 스트레스에서 벗어났을 때 느끼는 감정이다. 집 안 청소를 하면 기분이 한결 나아진다는 사람도 있고, 반려동물과 함께 사는 사람 중 74%가 정신 건강이 개선되었다는 연구 결과도 있다. 따라서 무엇이 됐든, 일상에서 작은 행복감을 느낄 수 있는 활동들로 스트레스를 해소하려는 노력을 해야 한다. 그래야 면역력을 유지하거나 높일 수 있다.

박장대소로 스트레스를 해소하고 면역력 강화하기

가장 행복하게 면역력을 높이는 방법이 있다. 많이 웃는 것인데, 이 방법이 의학적으로 발전해 '웃음치료'가 되었다. 웃음치료의 효과에 대해서는 오래 전부터 조명되어왔다. 조선시대의 의서 《동의보감》에는 '웃음이 보약이다'라는 문구가 있다. 당시에도 웃음을 약(藥)처럼 여겨졌던 것이다. 일본 최고령자인 112세 노인은 장수의 비결을 묻자 "웃는 것"이라고 대답하기도 했다.

첨단 기술의 발달로 편리함은 배가 되었지만 막상 웃을 일은 그리 많지 않다. 오히려 사건사고가 많다 보니 일상의 불안이 마음속에 자리잡는 것만 같다. 그럴수록 일부러라도 웃을 일을 많이 만들어야 한다.

웃음은 긴장과 스트레스로 우세해진 교감신경을 진정시켜 부교감신경과 균형을 유지하도록 도와준다. 교감신경은 심장박동을 급하게 뛰게 하지만, 웃음은 심장박동을 정상화하고 몸 상태를 편안하게 만들어준다. 그 영향으로 스트레스가 진정되어 혈압이 떨어지고 혈액 순환도 원활해진다.

웃음은 가장 강력한 면역세포의 하나인 NK세포도 활성화한다. 일본에서의 연구에 따르면 19명의 암 환자와 심장병 환자에게 코미디 공연을 보게 한 후 혈액 검사를 했더니 14명에게서 눈에 띌 정도로 NK세포가 활성화되었고, 암에 저항하는 면역력도 강해졌다. 체내에 있는 50억 개의 NK세포는 매일 우리 몸에서 생기는 암세포를 억제하는 매우 중요한 역할을 한다. 많이 웃어서 NK세포만 잘 관리해도 평생 암에 대한 공포에서 멀어질 수 있는 것이다.

웃음은 운동에 버금가는 효과도 있다. 한번 크게 웃으면 몸에 있는 근육 650개 중에서 230여 개가 동시에 움직이고, 실컷 웃으면 약 10분 동안 자전거 타기나 조깅을 하는 것과 같은 효과가 난다. 뇌세포도 함께 자극하기 때문에 두뇌 활성화에도 도움이 된다. 게다가 크게 웃으면 온몸에 혈액과 산소가 빠르게 공급되어 폐의 기능이 활성화되고 이를 통해 신진대사가 활발해진다.

웃음은 호르몬 분비도 돕는다. 일반적으로 스트레스를 받으면 코티솔이 분비되어 면역력을 떨어뜨리지만, 웃을 때 분비되는 엔도르핀은 통증을 없애주고 스트레스를 사라지게 만든다. 동시에 우울감이 줄어드는 효과가 있다. 서울아산병원 암센터 연구팀에서 암 환자들에게 꾸준히 웃음치료를 했더니 부정적인 기분은 80% 이상 줄어들고, 자존감은 10% 이상 상승한 것으로 나타났다.

심지어 가짜 웃음도 우리에게는 도움이 된다. 두뇌는 진짜로 웃는지, 아니면 억지로 웃는지를 구별하지 못한다. 15초 이상 눈꼬리를 내리고 입꼬리를 올리면 두뇌는 몸이 웃는 줄로 착각하고 각종 긍정적인 화학작용을 만들어낸다. 따라서 가짜 웃음도 진짜 웃음의 약 90%에 가까운 효과를 거둘 수 있다.[3]

이런 효과를 충분히 누리려면 '박장대소'를 실천하면 된다. 배가 끊어질 정도로 크게 웃는 것이 비결이다.

웃음은 면역력을 행복하게 높이는 방법

웃으면 엔도르핀이 분비돼 통증이 줄어들고 스트레스가 사라진다.

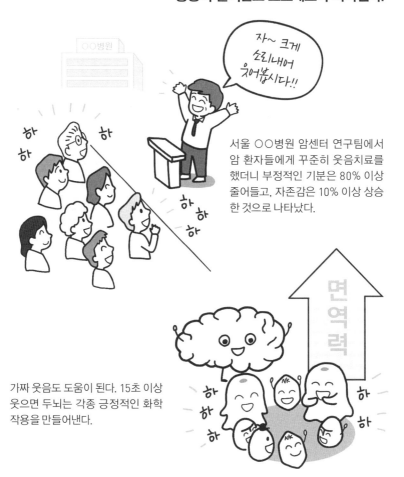

자~ 크게 소리내어 웃어봅시다!!

서울 ○○병원 암센터 연구팀에서 암 환자들에게 꾸준히 웃음치료를 했더니 부정적인 기분은 80% 이상 줄어들고, 자존감은 10% 이상 상승한 것으로 나타났다.

가짜 웃음도 도움이 된다. 15초 이상 웃으면 두뇌는 각종 긍정적인 화학 작용을 만들어낸다.

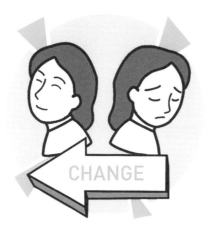

대인관계로
스트레스를 받지 않으려면
자신의 태도나 마음가짐부터
바꿔본다.

노인의 경우
친구와의 만남이
잦을수록
노쇠현상에서
벗어날 수 있다.

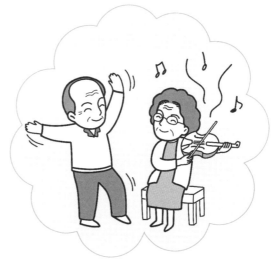

정신 질환이 면역력에 미치는 영향

현대인이 겪는 각종 정신 질환도 면역력에 부정적인 영향을 미친다. 이때 정신 질환 그 자체가 면역력을 약화시키기보다 정신 질환으로 인한 스트레스가 면역력에 영향을 미친다.

우울증은 T세포의 능력을 저하

가장 대표적인 질환이 우울증이다. 2018년 기준 우리나라의 우울증 환자는 무려 75만 명이나 되고, 조울증 환자 역시 10만 명에 이른다. 특히 청년들의 우울증이 폭증하고 있다. 2014년에 5만 명 수준이었지만, 2018년에는 9만 8,000명으로 97%나 늘어났다. 10대

우울증 환자 역시 2만 4,000명에서 4만 2,000명으로 75% 정도 증가했다. 이는 10대부터 성인까지 우리 사회의 거의 전 연령대 사람들이 정신적인 스트레스를 받으며 산다는 것을 의미한다.

우울증은 가벼운 증상이더라도 면역력을 약화한다는 점이 중요하다. 미국의 〈이상심리학 저널(Journal of Abnormal Psychology)〉에 게재된 한 연구는 '우울증을 가진 사람은 면역세포 중 T세포의 능력이 현저히 저하되어 있고, 특히 노인들은 가벼운 우울증도 면역력에 큰 영향을 미친다'고 밝혔다.

ADHD는 다양한 스트레스로 면역력 약화

ADHD(주의력결핍 과잉행동장애) 역시 신체적 · 사회적 스트레스를 유발한다. ADHD가 있는 어린이와 청소년은 주의가 산만하고 과잉행동을 하는가 하면 충동적이기 때문에 학습을 제대로 하기도 힘들다. 또 공격성이 강하고, 감정 조절 능력이 약하고, 자극에 민감해 스트레스를 많이 받는다.

ADHD가 있는 성인은 ADHD가 있는 어린이와 청소년보다 증상이 다양하기에 받는 스트레스 역시 다양하다. 우선 습관적으로 과식을 하고, 음주량을 조절하지 못하므로 몸이 스트레스를 받는다. 정신적으로는 감정 조절에 서툴러서 대인관계가 오래 지속되기 힘들고, 계획한 일을 완수하지 못하는 경우가 많다. 이런 상태라면 사회생활에 제대로 적응하지 못해서 경제적인 곤란을 겪을 수 있고, 불안한 일상으로 인해 또다시 정신적인 스트레스를 받게 된다.

이처럼 다양한 스트레스는 면역력 약화의 지름길이다.

공황장애는 극심한 불안감으로 면역력 약화

공황장애는 불안장애의 일종으로, 갑자기 극도의 공포심과 두려움, 불안감이 엄습하는 정신 질환이다. 이때 심장이 뛰거나 제대로 앉아 있지 못하는 신체적 증상까지 동반된다. 한번 공황장애가 시작되면 죽음에 대한 공포를 느낄 만큼 증상이 심각하다. 이런 상황에서는 정신적 스트레스가 감당하지 못할 정도로 급격히 치솟는다. 더 큰 문제는 공황장애가 회복되더라도 언제 다시 발병할지 모른다는 생각 때문에 일상에서 늘 불안감을 느끼고 그로 인해 큰 스트레스를 받는다는 점이다.

공황장애 이외에도 불안장애로는 특정 행위를 계속 반복하는 강박장애, 원인은 없는데 불안 증상이 지속되는 범불안장애, 대형사고 후의 극심한 공포감으로 생기는 외상 후 스트레스 장애(PTSD)도 있다. 2019년 기준 최근 5년간 이러한 불안장애로 치료를 받은 사람은 354만 명에 이르는 것으로 나타났다.

불안장애를 느낄 때
해서는 안 되는 행동들

불안을 느끼면 정신적·육체적 스트레스가 극한으로 치닫고 이를 극복하기 위해 다양한 행동을 하게 된다. 그러나 이러한 행동들이 오히려 불안을 더 키우는 역할을 한다.

불안을 느끼면 가장 먼저, '이건 불안이 아니야'라고 적극적으로 부인·부정하거나 회피함으로써 그 상황에서 벗어나려고 하는데, 이는 오히려 감정을 증폭시켜 불안을 가속화할 수 있다. 차라리 불안을 있는 그대로 받아들이는 것이 오히려 마음의 안정을 돕고 치료 시기를 놓치지 않는 방법이다.

불안으로부터 벗어나려고 자신의 몸을 때리는 등의 육체적 학대를 하는 경우도 있는데, 이는 짧은 순간의 안도감을 줄 수 있지만 고통이 멈추면 오히려 불안이 증폭된다. 예를 들어 술이나 마약에 의존하는 경우 장기적으로 불안을 증폭시키면서 무력감, 피로감 등 다른 정신적·육체적 문제를 일으킨다.

약물 치료에만 의존하는 것도 위험하다. 약물 치료는 운동이나 다른 정신과적 치료와 병행될 때는 좋은 효과를 발휘하지만, 약물에만 의존하면 궁극적으로 호르몬 분비가 약물에 길들여져 근본적인 치료에 되레 방해가 된다.

음주와 흡연은
면역력을 직접적으로 위협

두말할 필요 없이 면역력에 큰 해악을 끼치는 것은 음주와 흡연이다. 그 사실을 모르는 사람은 없지만, 그럼에도 불구하고 여전히 술을 마시고 담배를 피우는 사람들이 많다. 우리나라 성인 남성 10명 중 4명은 흡연을 하고 있으며, 여성의 흡연율은 2015년 5.5%에서 2018년 7.5%로 꾸준히 증가하고 있다. 당장은 음주와 흡연이 스트레스나 고통을 잊게 해줄지 모르겠지만, 실상은 우리 몸의 면역력을 좀먹는 존재 그 이상도 그 이하도 아니다.

음주는 선천면역을 파괴해 더 위험

한마디로, 음주는 우리 몸의 면역 시스템을 심각하게 손상시킨다. 특히 '선천면역'을 약화시킨다. 사람의 면역체계는 크게 두 가지로 이루어져 있다. 하나는 타고난 면역체계인 선천면역으로 외부에서 체내로 침입한 병원균을 직접적으로 공격한다. 또 하나는 후천적으로 얻게 되는 후천면역이다. 후천면역은 인체가 병원균에 감염되면 이를 기억한 후 그 병원균이 다시 침입했을 때 효율적으로 대응한다. 그런데 과도한 음주는 타고난 선천면역의 힘을 약화시킨다. 뿐만 아니라 면역에서 매우 중요한 림프구의 양을 줄이고 활성화의 정도를 낮추며, 염증성 사이토카인을 활성화해서 결국 면역 기능을 떨어뜨린다.

미국의 한 연구에서도 음주는 면역세포의 활동을 현저히 억제해 우리 몸이 각종 질병이나 바이러스 감염에 대응하는 힘을 잃게 만든다는 것이 증명되었다. 특히 알코올 중독자는 '면역 시스템이 망가졌다'고 할 정도로 병원균에 무기력했다.[5]

일부에서는 '와인과 맥주는 폴리페놀이 풍부해서 적당량을 마시면 오히려 면역력을 높인다'고 주장하는데, 이에 대해서는 상반된 연구 결과가 존재한다.

미국 캘리포니아대학교 메소우디 교수팀은 붉은털원숭이 12마리에게 천연두 백신을 접종한 뒤 14개월간 관찰했다. 이 기간 동안 원숭이들에게 4%의 에탄올이 포함된 물과 음료를 제공했는데, 한 그룹은 일정량 이하로만 섭취하도록 했고, 다른 그룹은 무제한 섭취하도록 했다. '과음'을 허락한 것이다. 그랬더니 과음을 한 원숭이 그룹은 면역력이 저하됐고, 에탄올을 일정량 이하로만 섭취한 원숭이 그룹은 면역력이 향상된 결과를 보였다. 술은 과음하면 나쁘지만, 소량을 일정하게 마시면 면역력 향상에 도움이 된다는 결과였다.

하지만 이와 정반대의 연구 결과도 있다. 술을 하루에 단 한 잔만 마셔도 암 발병 위험이 식도암은 30%, 구강인두암은 17%, 간암은 8%, 대장암은 7%, 유방암은 5% 증가한다는 것이다. 이에 따라 보건복지부는 '술은 하루 2잔 이내로 마시기'라는 기존의 건강 수칙을 2016년에 '하루 한두 잔의 음주도 피하기'로 개정했다.⁶⁾

물론 소량의 음주를 허용하는 부분에서는 두 연구의 주장이 상반되지만, 중요한 점은 '어쨌거나 과음은 위험하다'는 사실이다. 술은 소량만 마시기가 쉽지 않다. 한 잔 두 잔 마시다 보면 결국 과음하게 되는데, 가장 현명한 방법은 술을 아예 입에 대지 않는 것이다.

음주는 체내 염증을 유발한다는 점에서도 주의해야 한다. 알코올이 체내에 들어가면 간에서 만들어진 분해 효소를 만나 아세트알데히드라는 독성 물질로 변한다. 이 물질은 체내 곳곳을 돌아다니며 염증을 유발하는데, 이로 인해 면역력이 급격히 저하되면서 구토·근육통·몸살 등의 '술병'이 난다.

흡연은 면역력을 근본적으로 붕괴

흡연도 면역력을 치명적으로 약화시킨다. '흡연이 건강에 좋지 않다'는 사실은 누구나 아는 상식이지만, 코로나19 팬데믹으로 인해 담배의 해악은 더욱 부각됐다. 2020년 2월 20일 뉴욕타임스는 '중국 질병통제예방센터(CCDC) 보고서에 따르면 중국에서 코로나19의 남녀 감염 비율은 비슷하지만 사망률은 여성이 1.7%, 남성이 2.8%로 나타났다'고 전했다. 그리고 중국 남성의 높은 사망률은 흡연 때문이라고 분석하면서 '전 세계 담배 소비의 40%가 중국에서 발생하며, 중국 남성의 흡연율은 50%에 이른다'는 점을 근거로 제시했다.

흡연이 폐암을 유발한다는 사실은 의심의 여지가 없다. 흡연자는 비흡연자에 비해 폐암의 위험률이 15~80배나 높다. 담배 한 개비를 피울 때 사람은 최소한 43가지의 발암물질에 노출되고 이 발암물질이 폐에 직접적으로 영향을 끼치기 때문이다. 담배에 들어 있는 최소 4,000여 가지의 유해물질들은 신체의 면역체계를 교란하고, 폐 기능을 손상시키며, 당뇨병 등 여러 질병을 유발한다.[7] 또 선천면역에서 염증을 유발하는 물질인 인터루킨(IL)-33을 늘려 체내 염증을 증가시킨다.

담배 연기에 함유된 니코틴은 혈관의 탄력을 유지하는 내피세포를 직접적으로 공격한다. 혈관 벽이 찢어지면 혈액이 응고되고 콜레스테롤이 쌓여 동맥경화가 발생한다. 또 일산화탄소(CO)는 혈액 내 산소 운반체인 헤모글로빈과 결합해 산소 부족 현상을 만들어낸다. 면역력의 첫 번째 조건이 '충분한 산소 공급'인데, 그런 점에서 본다면 흡연은 면역력에 직접적인 타격을 가하는 셈이다. 흡연은 주변 사람의 건강에도 영향을 미쳐서 흡연자 주변에 있으면 동맥경화 발병 위험률은 최대 60%까지 늘어난다.

음주와 흡연을 동시에 하는 경우가 가장 위험하다. 여러 연구 결과에 의하면 음주와 흡연을 동시에 하면 식도암 위험률은 190배, 구강암 위험률은 50배, 일반 암 위험률은 50배까지 치솟는다. 이 정도면 암과 싸우는 면역력을 근본부터 붕괴시키는 것과 같다.[8]

담배, 지금 끊어도 늦지 않다

담배를 오랫동안 피워온 사람에게 금연을 하라고 하면 "금연 효과가 나타나려면 15년 이상 걸리니 그냥 피우겠다"고 말한다. 이 말이 틀린 말은 아니지만 핑계일 가능성이 높다. 15년이라는 기간은 심장병 위험률, 폐암 사망률이 비흡연자와 동일한 수준으로 회복되는 데 걸리는 시간일 뿐 우리 몸은 담배를 끊고 20분 이후부터 서서히 담배의 해악으로부터 멀어진다.

- **금연 20분 후** : 혈압과 맥박이 정상으로 돌아오고, 손발의 체온이 정상 체온으로 회복된다.
- **금연 8시간 후** : 혈중 일산화탄소 농도와 혈중 산소 농도가 정상으로 회복된다.
- **금연 24시간 후** : 심장마비의 위험률이 감소한다.
- **금연 48시간 후** : 신경의 말단 기능이 회복되고, 미각과 후각이 좋아진다.
- **금연 2주~3개월 후** : 폐 기능이 30% 이상 향상되고, 혈액 순환이 좋아지고, 발걸음이 가벼워진다.
- **금연 1~9개월 후** : 기침, 코막힘, 피로, 호흡곤란 등의 증상이 감소하고, 폐의 섬모가 다시 자라 폐가 깨끗해지고 혈액이 맑아진다.
- **금연 1년 후** : 심장병 발병 위험률이 비흡연자의 절반 수준으로 감소한다.
- **금연 5년 후** : 폐암 사망률이 보통 흡연자의 절반 수준으로 감소한다.
- **금연 5~15년 후** : 뇌졸중에 걸릴 확률이 비흡연자와 동일해지며, 구강암·후두암·식도암에 걸릴 위험률이 흡연자의 절반 수준으로 감소한다.
- **금연 10년 후** : 폐암 사망률이 비흡연자와 동일해지고, 암으로 진행하던 세포들이 정상 세포로 바뀐다.
- **금연 15년 후** : 심장병 위험률이 비흡연자와 동일한 수준으로 회복된다.

(출처 : 국립암센터 금연클리닉)

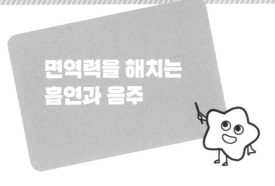

면역력을 해치는 흡연과 음주

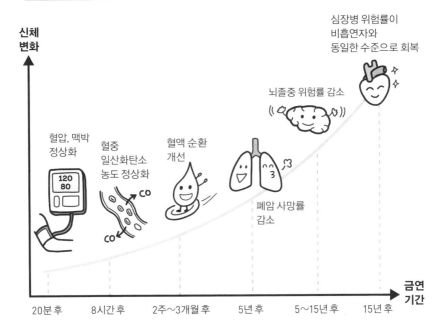

신체 변화

심장병 위험률이
비흡연자와
동일한 수준으로 회복

뇌졸중 위험률 감소

혈압, 맥박
정상화

혈중
일산화탄소
농도 정상화

혈액 순환
개선

폐암 사망률
감소

금연 기간

| 20분 후 | 8시간 후 | 2주~3개월 후 | 5년 후 | 5~15년 후 | 15년 후 |

금연 효과가 나타나려면 15년 이상 걸린다고 하지만
금연 20분 후부터 우리 몸은 서서히 담배의 해악으로부터 멀어진다.
15년이라는 시간은 심장병 위험률, 폐암 사망률이
비흡연자와 동일한 수준으로 돌아오는 데 걸리는 시간일 뿐이다.

44

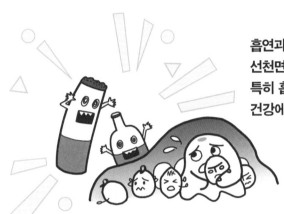

흡연과 음주는
선천면역을 약화시킨다.
특히 흡연은 주변 사람의
건강에도 악영향을 미친다.

자신의 적정 음주량을 알고
하루 한두 잔 미만의
소량 음주로 건강을 지키자.

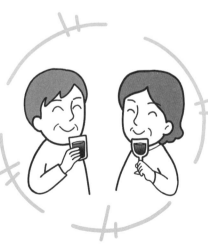

남용하면
면역력을 떨어뜨리는 약물들

미국에서 한 해 평균 10만 명을 죽음에 이르게 하는 사망 원인이 있다. 무엇일까? 바로 약물 남용이다. 약물 남용으로 사망하는 사람의 수가 교통사고로 사망하는 사람의 수보다 더 많다. 전체 사망 원인 중 4위에 해당할 정도다.

우리나라의 약물 남용도 심각한 수준이다. 2016년 발표된 자료에 따르면, 최근 5년간 약물 오남용으로 인한 부작용이 무려 20만 건이나 보고됐으며, 이는 세계 2위 수준이다. 항생제의 사용량은 OECD 회원국의 평균 수준보다 무려 30% 이상 높다.[9]

약물 남용은 인체의 면역력도 약화시킨다. 아픈 곳을 치료하려고 먹은 약물이 오히려 자신의 면역력을 갉아먹는 것이다.

항생제

가장 많이 남용되는 약물 중 하나가 항생제다. 항생제는 각종 병원균을 효과적으로 사멸시키거나 억제하는 약이지만 남용하면 '항생제 내성'이라는 문제에 맞닥뜨리게 된다.

특정 항생제를 경험한 병원균은 그 항생제에 대응하는 힘을 얻고 더 강해져 이전에 썼던 항생제에는 반응하지 않는다. 그러면 더 강한 항생제가 투약되어야 하고, 각종 항생제를 경험한 병원균은 항생제의 영향을 더 이상 받지 않고 증식하게 된다. 그 결과, 면역 시스템이 해야 할 일을 항생제가 대신하게 되어 면역력은 약해지고 만다.

연세대학교 의대 윤상선 교수팀이 2016년 연구한 바에 따르면, 항생제를 사용했을 때 대부분의 장내 미생물이 죽는 반면, 카탈라아제 유전자'가 있는 대장균은 폭발적으로 증가했다. 그 대장균은 카탈라아제 유전자를 이용해 카탈라아제 효소를 만들고, 이 효소는 면역세포가 병원균을 공격할 때 써야 할 활성산소를 무력화시킨다. 그렇게 항생제로부터 살아남은 대장균 속 카탈라아제 유전자는 우리 몸의 면역세포의 공격력을 약화시킴으로써 면역력을 떨어뜨리고, 더 나아가 장내 환경을 바꿔서 이후 감염성 세균이 더 잘 증식할 수 있게 한다.[10] 항생제의 효과를 기대하면서 벼룩을 잡으려다 초가집을 다 태우는 경험을 할 수 있는 것이다.

해열제

해열제는 인체의 열을 내리는 역할을 한다. 그런데 열이 나는 것은 면역 시스템이 외부에서 유입된 병원균과 싸울 때 나타나는 자연스러운 인체 반응이다. 그 상황에서 해열제를 먹으면 열은 내려가지만 혈액의 흐름이 나빠지고 림프계가 면역 작용을 제대로 하지 못하게 된다. 물론 몸이 40℃ 정도의 고열에 시달린다면 해열제를 먹어야 하지만 체온이 37~38℃ 정도라면 해열제가 필요 없다.

해열제를 먹어 발열이라는 면역 작용을 인위적으로 억제하면 그 다음부터 면역 시스템은 자신의 기능을 발휘할 힘을 잃고 만다. 그래서 어려서부터 해열제를 많이 복용한 사람은 면역세포가 자신의 몸을 공격하는 자가면역질환에 걸리는 경우가 흔하다. '아프면서 자란다'는 말이 있는데, 면역력의 관점에서 보면 이 말은 진리다. 어린 시절에 아파봐야 면역 시스템이 다양한 싸움을 경험하면서 더욱 강해지기 때문이다.

소염진통제

일상에서 많이 쓰이는 소염진통제 역시 면역력을 생각하면 주의해서 먹어야 할 약이다.

염증은 면역 시스템이 병원균과 싸우는 반응 중 하나다. 병원균이 모인 부위에 백혈구들이 몰려와 병원균을 해치우는 과정에서 붉게 부어오르고 진물과 통증이 생긴다. 이러한 염증 과정을 다 거쳐야 비로소 면역 시스템이 승리하게 된다. 그런데 소염진통제는 이러한 체내의 염증 반응을 강제로 멈추게 해 면역 시스템이 더 이상 싸우지 못하게 만든다. 만약 3일 이상 소염진통제를 사용하면 그때부터는 소염진통제도 잘 듣지 않고 아픈 부위는 제대로 낫지 않는다.

스테로이드 약물

천식, 알레르기, 퇴행성관절염 등에 자주 사용되는 스테로이드 약물 역시 정상적인 면역반응을 억제한다. 스테로이드 약물을 복용하면 체내에서는 'SMRT'라는 단백질이 만들어지고, 이 단백질이 인체의 저항력을 촉진하는 다른 단백질과 결합되어 면역 단백질의 기능을 억제하고 면역력을 떨어뜨린다. 그래서 스테로이드 약물은 복용 초기에는 신속하게 증상을 약화시키지만 장기적으로 복용하면 조직 재생이나 상처 치료를 방해한다.[11] 이 외에도 고혈압, 녹내장, 백내장, 골다공증을 유발하고, 어린이의 경우 성장장애를 겪을 수 있다.

수면제

수면제도 우리가 피해야 할 약물 중 하나다. 수면제가 직접적으로 면역력에 어떤 영향을 미치는지는 아직 명확히 밝혀지지 않았다. 하지만 면역력을 높이는 최고의 방법이 질 좋은 수면이라는 점을 생각하면, 잠을 제대로 못 자면서 수면제에 의존하는 것은 인체의 자연스러운 면역 작용을 방해한다고 볼 수 있다.

수면제는 항불안, 항우울, 멜라토닌 등의 작용으로 불면에 대한 불안과 긴장을 풀어주고 두뇌의 특정 기능을 활성화해서 수면을 유도한다. 일부 의사들은 수면제의 중독성이 우려할 만한 수준은 아니라고 하지만, 원론적으로 봤을 때 모든 약은 내성과 중독성이 있으므로 수면제에 의존해서 잠드는 일이 잦아지면 정상적인 수면에서 멀어진다. 그러면 당연히 면역 작용에도 부정적인 영향을 줄 수밖에 없다.

나이가 들면서 생기는
통증 관리법

　나이가 들면서 몸이 과거와는 확연히 달라졌다고 느끼는 순간이 온다. 몸 곳곳에 통증이 있을 때다. 특정 부위가 꾸준하게 아플 때도 있지만 어깨, 등, 허리, 무릎 등에 불시에 통증이 나타나기도 한다. 이럴 때는 통증을 당장 줄이기 위해 진통제를 복용하고 싶은 마음이 간절하다. 그러나 진통제를 복용하면 금세 통증이 멈춰 마치 다 나은 것처럼 느껴지지만, 약물은 오히려 림프구의 조직 재생 과정을 방해해 장기적으로 복용하면 부작용이 생길 수 있다.

　통증은 일반적으로 뼈와 근육, 혈액 순환에 문제가 있어서 생긴다. 만약 뼈나 관절이 변형되어서 생기는 통증이라면 적절한 외과 치료를 통해 근본 원인을 제거해야 한다. 그러나 근육에 피로 물질이 쌓였거나 혈액 순환이 잘되지 않아서 생기는 통증이라면 우선 충분히 쉰 다음에 몸을 조금씩 움직이면 대개 며칠이면 낫는 경우가 많다. 그런 점에서 무작정 진통제를 복용하는 것보다 3~4일 정도는 상태를 지켜보는 것이 좋고, 그래도 통증이 가시지 않는다면 병원을 찾을 필요가 있다.

남용하면 면역력을 떨어뜨리는 약물들

약물은 교감신경을 지나치게 활성화해 우리 몸에 스트레스를 줍니다.

항생제

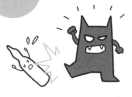

항생제를 남용하면 내성균이 출현해 그때까지 쓰던 항생제가 더 이상 듣지 않는다. 그러면 새로운 항생제를 복용해야 한다. 병원균과 항생제 사이의 이런 관계 때문에 요즘에는 의사들도 항생제를 처방하는 일이 많이 줄었다.
그런데도 한편에서는 예방 차원에서 항생제를 처방하는 경우가 적지 않다. 그러니 항생제를 처방받으면 그대로 복용할 것이 아니라 그 항생제가 자신에게 꼭 필요한지 의사나 약사를 통해 확인해야 한다.

해열제

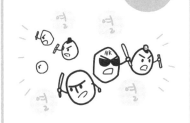

열을 내리는 해열제는 복용하지 않는 것이 좋다. 발열은 회복을 위한 면역반응의 하나인데, 해열제를 복용해서 이런 작용을 강제로 멈추게 하면 열은 떨어질지언정 혈액의 흐름이 나빠져서 림프구가 제 기능을 못 하게 된다. 즉 몸이 더 이상 감기와 맞서 싸울 수 없게 된다.
감기에 걸리면 유독 고열이 나는 사람은 원래부터 림프구가 많기 때문인데, 평소에 신체 활동을 적극적으로 해서 림프구의 비율을 알맞게 조절해야 한다. 그러면 감기에 걸려도 고열로 고생하지 않는다.

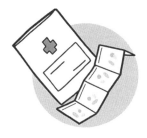

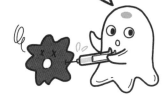

스테로이드 약물은 복용 초기에는 신속하게 증상을 약화시키지만 장기간 복용하면 면역반응을 방해해요.

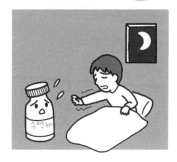

수면제는 의존성이 심해 잠이 오지 않을 때마다 계속 찾게 만든다. 수면제를 장기 복용하면 맥박이 빨라지고 안색도 나빠진다. 그러다 몸이 받는 부담이 커져서 불면증 외의 다른 질병을 부를 수 있다. 자다가 깼는데 다시 잠들기 힘들 때는 수면제를 복용하는 대신 심호흡을 해보자. 여러 번 심호흡을 하다 보면 저절로 잠이 들게 된다.

소염
진통제

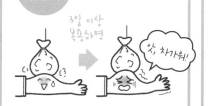

3일 이상
복용하면

앗, 차가워!

소염진통제는 혈류를 멈추게 해서 환부를 차게 식히는 약이다. 혈류가 멈추면 생체의 염증 반응이 멎는다. 습포제 형태의 외용 소염진통제를 사흘 정도 사용하는 것은 큰 문제가 없지만 오랫동안 사용하면 혈류가 멈춰서 환부가 잘 낫지 않는다.
운동선수들도 경기 후에 피로해진 근육을 냉찜질로 식히지만 붓기가 가라앉으면 근섬유가 복구되도록 반드시 환부를 따뜻하게 해서 혈액 순환이 잘되게 한다. 계속 차게 식히는 것은 독과 다를 바 없다.

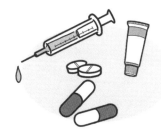

통증 관리를 돕는 운동법

혈액 순환이 잘되면
오십견도 낫는다.

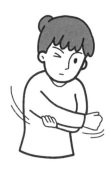

매일 하는 기본 운동으로
맨손체조를 한다.

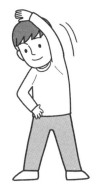

요통이 있을 때는
조금씩 움직인다.

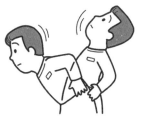

무릎 통증에는 누워서 하는
자전거 타기가 좋다.

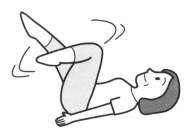

무리하지 말고 윗몸을 앞으로 숙이거나
뒤로 젖히고, 좌우로 돌리는 운동을 꾸
준히 한다.

통증도 부종, 발열과 마찬가지로
치유 과정의 하나로 받아들여야 한다.

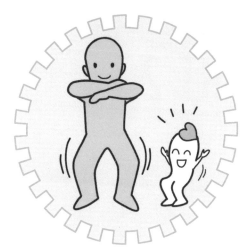

가벼운 운동은
부교감신경을 활성화해서
면역력을 높인다.

어깨결림, 무릎이나 허리 통증은
혈액 순환을 좋게 하는
운동을 하면 한결 좋아진다.

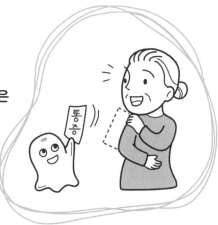

PART 2

아침, 점심, 저녁의
면역력 강화 습관

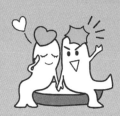

누구에게나 매일 24시간이 주어지지만 그 시간을 어떻게 보내느냐에 따라 면역력은 하늘과 땅만큼 차이가 날 수 있다. 면역력을 강화시키고 싶다면 생체시계에 따라 하루를 생활하되, 아침에는 잠에서 깨어난 몸을 활성화하고, 오후에는 햇볕을 듬뿍 받아 비타민D를 저장해야 하며, 저녁에는 충분한 휴식과 수면을 취해야 한다. 이렇게 시간대에 맞게 활동할 때 우리 몸은 면역력을 올바로 지킬 수 있다.

생체시계를
따르는 생활

'플랫폼'이라는 말이 있다. 흔히 '플랫폼 산업'으로 자주 쓰이는 경제 용어인데 특별한 영역 안에서 판매자, 소비자, 전달자 등이 산업을 영위해나가는 산업적 생태계를 뜻한다. 그런데 플랫폼 산업에서 플랫폼 자체에 문제가 생긴다면 어떻게 될까? 그 안에 있는 다양한 요소들이 상호 충돌해 결국 플랫폼 생태계 전반이 위험에 처할 것이다.

인체에도 건강과 면역력을 영위하는 플랫폼이 있다. 바로 '생체시계(biological clock)'다. 생체시계는 시간에 따라 인체에 변화를 가져오는 인체의 리듬으로, 아무리 몸에 좋은 음식을 먹고 운동을 하더라도 생체시계와 맞지 않는 생활을 하면 건강과 면역력에는 무용지물이 되고 만다.

24시간 주기의 인체 리듬

지구는 자전을 하면서 낮과 밤을 만들고, 태양 에너지를 교차 공급한다. 지난 수억 년의 세월 동안 지구 위의 모든 생명체는 낮과 밤, 태양 에너지의 교차 공급에 의해 생명을 적응해왔다. 예를 들어 태양 에너지가 없는 밤에는 잠을 잠으로써 체내 면역력을 키우고, 태양 에너지가 내리쬐는 낮에는 깨어 있으면서 그 에너지를 한껏 받아들인다. 이러한 생명체의 리듬을 두고 의학자들은 '생체시계', '바이오리듬', '신체리듬' 등으로 불러왔다. 인체 역시 생체시계에 의해 활동한다. 주기는 24시간이다. 만약 생체시계에 어긋나는 생활을 하면 면역력이 급격히 약해져서 각종 질병에 걸릴 수 있다.

생체시계에 의한 인체의 리듬 현상이 처음 밝혀진 것은 1970년대였다. 이후 관련 연구가 활발히 진행되다가 2017년에는 미국의 과학자 세 명(메인대학교의 제프리 C 홀 교수, 브랜데이스대학교의 마이클 로스바시 교수, 록펠러대학교의 마이클 영 교수)이 초파리를 대상으로 밤과 낮의 24시간 주기를 밝혀내 노벨 생리·의학상을 수상했다.[12]

생체시계와 호르몬의 긴밀한 관계

생체시계는 인체의 호르몬 분비와 연관이 깊다.

예를 들어 오전 6시에는 잠을 깨우는 세로토닌이 분비된다. 두뇌와 몸, 각 장기들이 활동할 수 있도록 준비하는 것이다. 오전 8시가 되면 스트레스에 대처하는 코티솔이 분비된다. 아침에 코티솔이 분비되는 이유는 하루 동안 받을 스트레스에 대비하기 위함이다. 오전 8시부터 분비되는 코티솔의 분비량은 12시에 정점에 이르렀다가 점차 줄어든다. 오전 9시부터는 식욕을 느끼게 하는 그렐린과 식욕을 떨어뜨리는 렙틴의 작용이 시작된다. 이 작용은 주기적으로 하루 세 번의 식사 때 반복 작동된다.

오후 8시가 되면 인체는 서서히 수면을 준비하는데 갑상샘자극 호르몬이 급격히 분비되면서 신경 활동이 다소 억제된다. 밤 9시부터는 성장호르몬이 분비되어 잠을 자는 동안 인체의 회복을 돕는다. 이어 밤 12시에는 멜라토닌이 분비되기 시작해 인체가 깊은 수면에 들게 하고 면역세포를 활성화해 면역력을 복구한다.

인체는 이렇게 24시간을 주기로 해당 시간대에 가장 필요하고도 적절한 활동을 하도록 유도하는 호르몬을 분비한다.

그런데 만약 우리가 호르몬이 유도하는 활동을 거부한다면 어떻게 될까? 그 자체로 발암의 요인이 되고 만다. 대표적인 사례가 교대근무다. 2007년 세계보건기구(WHO)의 산하기관인 국제암연구기구(IARC)에서는 생체시계를 교란하는 교대근무를 2급 발암물질로 규정했다. 아무리 좋은 음식을 먹고, 아무리 운동을 열심히 하더라도 낮과 밤이 바뀌는 생활을 하면 면역력은 무력화되고 암이 유발될 수 있기 때문이다.

생체시계의 교란으로 생길 수 있는 문제는 여러 관점에서 설명할 수 있지만, 낮과 밤의 혼돈으로 생기는 문제가 가장 근본적이다. 낮에는 인체가 햇볕을 쐬어 비타민D를 합성하고 밤에는 수면을 통해 멜라토닌을 분비해야 하는데, 이 리듬이 혼돈되어 비타민D를 합성해야 하는 시간에 어두운 침실에서 잠을 자는 생활을 지속하면 비타민D를 합성할 기회를 잃고 만다. 그러면 근육 약화, 피부 탄력 저하, 골다공증 등 비타민D 결핍 증상을 겪게 된다. 게다가 우리가 잘 때 분비되는 멜라토닌은 면역세포를 활성화하고, 활성산소를 제거하고, 신경세포를 보호하는 역할을 하는데 밤에 잠을 자지 않고 깨어 있으면 멜라토닌이 분비될 기회가 사라져 멜라토닌이 주는 유익함을 얻을 수 없다.

그뿐인가? 밤 늦게까지 깨어 있으면 시장기가 돌아 야식을 먹게 된다. 그러면 식욕 호르몬도 교란된다. 그리고 아침에 분비되어야 할 스트레스 대처 호르몬인 코티솔이 분비되지 않으니 스트레스에 극도로 취약한 몸이 되고 만다. 한마디로 우리 몸 건강의 근본이 무너지는 것이다.

낮과 밤이 뒤바뀌면 우울증이 생길 수 있다는 연구 결과도 있다. 일본 나라현립의대 연구팀이 60세 이상의 성인 남녀 863명을 대상으로 침실의 밝기와 우울증의 상관관계를 연구했다. 그 결과 조명이 밝은 곳에서 잠을 잔 사람은 그렇지 않은 사람보다 우울 증상을 보일 확률이 2배나 높았다. 침실이 밝으면 멜라토닌이 제대로 분비되지 않기 때문이다. 또한 교대근무를 하는 승무원, 간호사 등은 당뇨병 발병률이 일반인보다 훨씬 높다는 보고도 있다.[13]

따지고 보면 생체시계에 맞춰 사는 일은 그리 어렵지 않다. 어려서부터 귀 따갑게 들어온 '밤에 자고 아침에 일어나기'만 실천하면 된다.

생체시계를 따르는
생활습관 들이기

침실은 무조건 어둡게 하기

아주 작은 불빛이라도 멜라토닌 분비에 방해가 되므로 잠자는 동안에는 단 한 줄기의 빛도 허용해서는 안 된다. 불을 끄면 잠이 안 온다며 스탠드를 켜고 자는 사람이 있는데, 이런 수면 환경은 멜라토닌 분비 면에서는 아주 좋지 않다.

낮에 반드시 햇볕 쐬기

인체는 햇볕을 통해 낮을 인식한다. 실내 조명이 아무리 밝아도 햇볕을 대체할 수 없다. 따라서 반드시 낮에는 야외에서 최소 10~15분 정도 햇볕을 쐬며 걷자.

제때 식사하기

식사를 규칙적으로 하는 것도 생체시계를 따르는 방법이다. 특히 잠들기 3~4시간 전에는 아무리 건강에 좋은 음식이라도 절대 먹어서는 안 된다. 소화가 되지 않아 멜라토닌 분비가 줄어들고 숙면을 취할 수 없기 때문이다.

휴일에도 규칙적으로 생활하기

다음 날이 휴일이면 아무래도 긴장이 풀려서 늦은 밤까지 즐기고 싶어진다. 그래서 '불금', '불토'를 외치며 새벽까지 활동하는 사람들이 있는데, 이런 습관은 생체시계에 따른 호르몬 분비를 방해해 면역력을 약화시킨다. 따라서 휴일 전날이라도 자고 일어나는 시간은 규칙적이어야 한다.

카페인 음료는 오후 4시 이전까지 마시기

카페인 음료는 수면을 방해하므로 커피, 초콜릿, 홍차, 콜라 등 카페인이 함유된 음료는 오후 4시 이후에는 마시지 말아야 한다.

생체시계를 따르며 살아야 면역력이 높아진다

우리도 모르는 사이에 인체는 24시간을 주기로 균형을 맞추고 있어!

생체시계

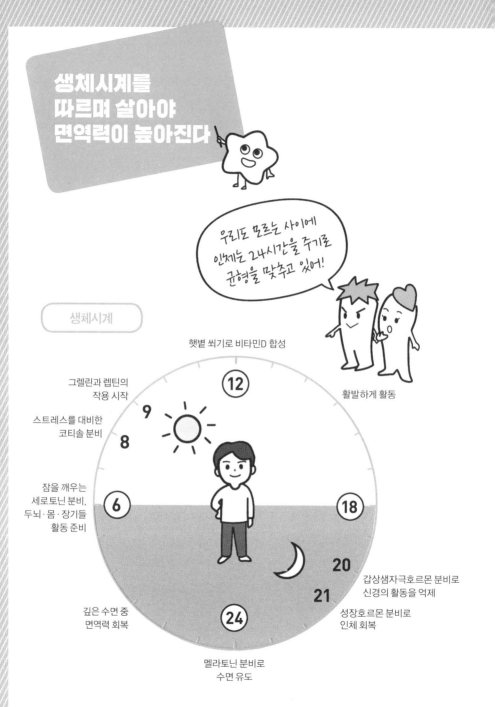

햇볕 쐬기로 비타민D 합성

그렐린과 렙틴의 작용 시작

활발하게 활동

스트레스를 대비한 코티솔 분비

잠을 깨우는 세로토닌 분비, 두뇌·몸·장기들 활동 준비

갑상샘자극호르몬 분비로 신경의 활동을 억제

성장호르몬 분비로 인체 회복

깊은 수면 중 면역력 회복

멜라토닌 분비로 수면 유도

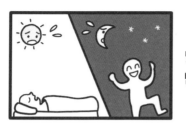

낮과 밤이 뒤바뀌면
면역력은 무력화된다.

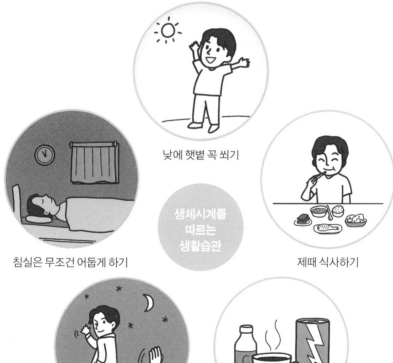

낮에 햇볕 꼭 쐬기

침실은 무조건 어둡게 하기

생체시계를
따르는
생활습관

제때 식사하기

휴일 전날에도
규칙적으로 잠자기

카페인 음료는
오후 4시 이전까지 마시기

운동과 스트레칭, 그리고 걷기

　운동이 건강을 지키는 데 필수이자 최고의 선택이라는 것을 우리는 잘 알고 있다. 그런데 아무 운동이나 무조건 많이 하면 면역력이 높아지고 건강해지는 걸까? 혹시 스트레칭이나 가벼운 걷기도 면역력 향상에 도움이 될까? 왠지 면역력을 강화하려면 땀을 뻘뻘 흘리면서 운동을 해야 할 것만 같다.

　그러나 무작정 운동을 열심히, 무조건 오래 한다고 건강에 좋은 것은 결코 아니다. 운동선수가 반드시 장수한다는 보장이 없으며, 오히려 일반인보다 더 빨리 사망하는 경우도 있지 않은가.

지나친 운동은 되레 면역력을 약화

　2019년 10월 〈영국 스포츠의학 저널〉에 매우 흥미로운 연구 결과가 실렸다. 핵심 주제는 '매일 운동하는 선수들은 면역력이 얼마나 강한가'였다. 핀란드 올림픽스포츠연구센터와 투르쿠대학병원은 2018년 평창 동계올림픽에 참여한 국가대표 선수들을 대상으로 21일간 건강 상태를 관찰했다. 대개 운동선수들은 매일 운동을 하기 때문에 면역력이 강할 것이라고 생각하지만, 놀랍게도 44명의 선수들 중에서 20명의 선수들이 올림픽 기간에 감기에 걸린 것으로 나타났다. 감기는 면역력이 약할 때 걸린다는 것이 상식인데, 이 결과는 운동을 많이 해도 면역력이 약해지고 감기에 걸릴 수 있다는 것을 보여주었다.

　꽤 오래 전에도 이와 비슷한 연구가 있었다. 1990년 미국 애팔래치안주립대학교의 데이비드 니먼 교수는 1987년 로스앤젤레스 마라톤 대회에 참여한 선수들 중 2,400명을 추적해 대회 전과 후의 건강 상태 변화를 연구했다. 그 결과 마라톤을 중간에 포기한 선수들보다 마라톤을 완주한 선수들이 대회 후 각종 질병에 걸린 비율이 5.9%나 높은 것으로 나타났다. 당시 연구팀은 면역력 강화에 도움이 되는 운동 시간의 기준을 90분으로 제시했다. 즉 90분까지의 운동은 면역력 강화에 도움이 되지만, 그 이상의 운동은 오히려 면역력을 약화시키고, 또 고강도 운동을 지속하면 면역력은 더 낮아진다는 것이다.[14]

고강도 운동을 했을 때 면역력이 약화되는 이유는 무엇일까? 이는 교감신경과 관련이 크다. 면역력은 교감신경과 부교감신경이 적절히 균형을 이루어야 유지되거나 강화되는데, 강도 높은 운동을 장시간 하면 이 균형이 깨지고 교감신경이 활성화된다. 격한 운동을 감당하려고 이를 악물고 운동하다 보니 몸이 극도로 긴장하기 때문이다. 이처럼 매일 신체적으로 긴장과 스트레스를 받으면 자연스럽게 면역력이 떨어진다.

몸에 피곤이 쌓인 상태에서 하는 운동도 역효과가 난다. 예를 들어 만성적인 수면 부족의 상태에서 운동을 하면 면역력 강화로 이어지는 것이 아니라 오히려 피로가 더 쌓인다. 당연히 이런 식의 운동은 몸만 힘들게 할 뿐 면역력 강화와는 거리가 멀다.

따라서 자신에게 맞는 운동의 종류를 정할 때는 나이와 체력을 감안해야 한다. 예를 들어 20~30대에는 축구나 야구처럼 몸을 격하게 움직이는 운동을 1시간 해도 체력이 있기 때문에 충분히 감당할 수 있지만, 40대가 넘어서부터는 격렬하게 몸을 움직이면 심장이 감당하기 힘들고, 몸이 운동으로 인해 발생하는 활성산소를 충분히 처리하지 못하기 때문에 서서히 운동의 종류를 바꾸어야 한다. 40대 이후에는 걷기, 수영, 가벼운 달리기, 자전거 타기 등을 30~40분 혹은 1시간 정도 하는 것이 적당하다. 운동을 마친 뒤에 상당한 피로감을 느껴서 잠시라도 누워서 쉬어야 할 정도라면 자신의 체력을 뛰어넘는 격한 운동을 했다고 할 수 있다.

스트레칭은 하루에 3회, 한 번에 10분이면 몸이 개운

몸이 허약해 30분 정도도 걷기가 힘들거나 지나치게 춥거나 더운 날에는 오히려 야외 운동이 몸에 더 좋지 않다. 이럴 때에는 스트레칭을 비롯한 가벼운 실내 운동으로 면역력을 지킬 수 있다.

스트레칭을 하면 근육과 뼈가 이완되어 몸의 유연성을 되찾을 수 있고, 근력 운동과 코어 운동을 병행하면 이 역시 면역력에 도움이 된다. 스트레칭을 제대로 하면 10분만 해도 땀이 나고, 이를 하루에 3회만 해도 하루 종일 몸이 개운하다.

다만 관절이나 척추에 무리가 될 정도로 지나치게 스트레칭을 해서는 안 된다. 고통스럽지 않으면서 감당할 수 있을 만큼의 강도가 좋다. 주로 앉아서 일을 하는 사람이라면 1시간에 한 번은 반드시 일어나서 잠시라도 몸을 움직여야 한다. 욕심부릴 것 없이 천천히 근육과 관절을 이완한다는 생각으로 스트레칭을 하면 된다. 목, 어깨, 허리, 무릎 관절을 돌리고 구부리고 펴는 동작이면 충분하다.

스트레칭을 할 때는 '코어근육' 혹은 '속근육'으로 불리는 근육을 강화하는 동작이 좋다. 코어근육은 우리 눈에 보이는 배, 팔, 허벅지의 근육이 아니라 척추를 중심으로 허리와 골반, 엉덩이를 이어주는 근육이다. 이 근육을 단련하면 허리가 삐끗하는 증상이 줄어들고 심근경색, 암 수술 후 사망률이 낮아진다는 연구 결과가 있다.

걷기는 주 3회, 한 번에 30분이 적당

여러 운동 중에서도 걷기는 '만병통치 운동'이라고 불릴 정도로 면역력 강화에 효과적이다. 걷기는 매우 단순한 동작처럼 보이지만 우리 몸에 이로운 점이 한두 가지가 아니다. 심폐 기능이 좋아지고, 허리 및 다리 근육이 자극되면서 지구력이 좋아진다. 팔을 움직이기 때문에 상체 근육의 이완에도 도움이 된다. 캐나다의 운동노화센터에서는 일주일에 3회, 30분씩 걸으면 생리학적 나이가

10년이나 젊어진다는 연구 결과를 발표하기도 했다.

다만 걷기도 지나치게 해서는 안 된다. 걷기가 몸에 좋다고 하루에 2~3시간씩 걷는 사람들이 있는데, 이렇게 과도하게 걸으면 몸이 받는 스트레스가 커진다.

어떻게 보면 우리가 일상에서 면역력을 높일 수 있는 방법은 아주 쉽다. 지금 당장 밖으로 나가 30분을 걷기만 해도, 지금의 자리에서 일어나 잠시 스트레칭만 해도 우리 몸의 면역력을 지킬 수 있다.

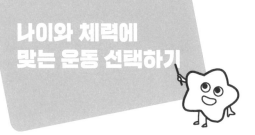

나이와 체력에 맞는 운동 선택하기

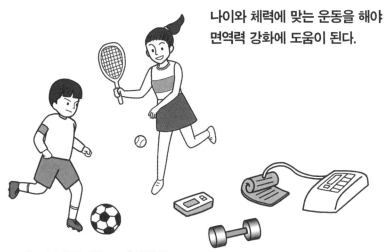

나이와 체력에 맞는 운동을 해야
면역력 강화에 도움이 된다.

20~30대에는 테니스, 축구 같은
격렬한 운동을 해도 체력이 있어 괜찮지만
40대 이후에도 격렬한 운동을 계속 하면
오히려 건강을 해칠 수 있다.

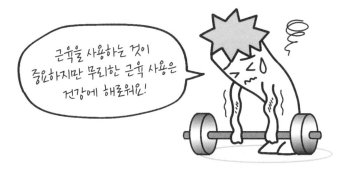

근육을 사용하는 것이
중요하지만 무리한 근육 사용은
건강에 해로워요!

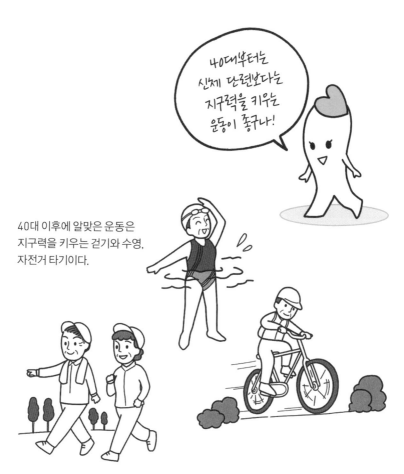

40대 이후에 알맞은 운동은
지구력을 키우는 걷기와 수영,
자전거 타기이다.

걸으면 다리와 등, 배의 근육이 단련된다.

운동을 할 때는 준비운동과
마무리 운동으로 간단한 체조나
스트레칭을 해서 몸을 풀어야 한다.

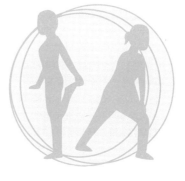

면역력을 높이는 속근육 강화 체조

다리 벌려 무릎 굽혔다 펴기

양발 사이를 되도록 넓게 벌린 후 무릎 위에 손을 얹는다. 이 때 발끝은 바깥쪽을 향한다. 무릎을 천천히 굽혔다가 펴기를 반복한다. 처음부터 무리하게 하지 말고 관절이 다소 아프면 따뜻한 물로 샤워를 해서 관절 부위를 어느 정도 풀어준 뒤에 한다.

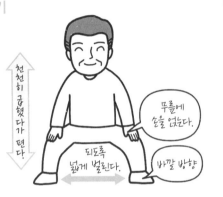

흔들흔들 체조

양발을 약간 벌린 후 흔들흔들하는 느낌으로 허리를 좌우로 흔들고 팔도 앞뒤로 흔든다. 이때 허리와 팔이 서로 다른 방향으로 움직이는데, 한쪽 팔씩 번갈아가며 엉덩이를 스치게 한다. 무릎은 리듬감 있게 굽혔다 편다. 근육에 부하를 적당히 주면 요통을 예방하고 치료하는 데 도움이 된다.

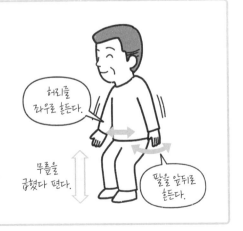

8자 체조

양발을 어깨너비로 벌리고 두 팔을 하늘을 향해 쭉 편다. 허리를 크게 돌리면서 상체가 8자를 그리도록 움직인다. 평소 운동량이 부족한 사람은 이 체조를 매일 20~30회 정도만 해도 온몸의 근육이 단련된다.

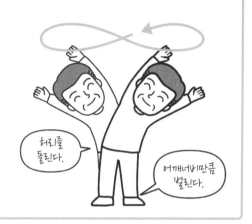

팔 흔들기

양발을 어깨너비로 벌리고 선다. 어깨관절을 의식하면서 양팔을 앞뒤로 다소 크게 흔든다. 어깨관절까지 충분히 흔든다는 느낌으로 하면 혈액 순환이 좋아지고 어깨결림이 예방되는 효과가 있다.

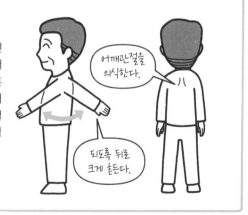

면역력 유지에 좋은
햇볕 쐬기

태양이 없으면 지구는 암흑 세상이 되고 만다. 지구의 생존을 결정지을 만큼 절대적으로 필요한 것이 태양이 내뿜는 에너지, 즉 햇볕이기 때문이다. 햇볕은 인체의 면역력 유지에도 꼭 필요하다. 또한 인체는 햇볕을 쐼으로써 비타민D를 합성한다. 만약 우리 몸이 햇볕을 적절히 쐬지 않으면 비타민D의 결핍으로 인해 뼈 건강이 약화되는 것은 물론 고혈압, 당뇨병, 인지 기능 장애, 기억력 감소, 자가면역질환을 앓게 된다.

이처럼 햇볕은 지구에 생명을 불어넣고 인체의 건강을 지켜주는 에너지임이 분명하지만, 세계보건기구가 정한 1급 발암물질인 자외선을 품고 있기도 하다. 자외선에 피부가 노출되면 '흑색종'이라는 피부암이 생길 수 있다. 다행히 강한 자외선은 지구의 오존층이

막아주고 있지만 환경오염으로 오존층에 구멍이 생기면서 지표면에 도달하는 자외선의 양이 많아지고, 그 영향으로 피부암 환자가 지속적으로 늘고 있다. 피부암 환자는 전체 암 환자 중에서 2%에 불과하지만, 2012년 580여 명에 불과했던 우리나라 피부암 환자가 2016년에는 3만 6,000여 명에 육박할 정도로 증가했다.

강한 자외선을 많이 쐬면 피부암에 걸릴 수 있다는 걸 알면서도 우리는 반드시 햇볕을 쐬야 하는 숙명에 처해 있다. 햇볕을 쐬지 않으면 비타민D를 얻을 수 없기 때문이다. 물론 철저하게 햇볕을 피하고 보충제로 비타민D를 섭취하겠다고 생각할 수도 있다. 그렇지만 아무래도 그 효과는 햇볕을 쐬서 얻는 천연 비타민D에 미치지 못한다. 일부 생선에 비타민D가 함유되어 있지만, 충분한 양을 섭취하려면 생선을 다량으로 섭취해야 하는 문제도 있다.

면역력에 필수인 햇볕, 어떻게 하면 피부암으로부터 안전하게 쐴 수 있을까?

햇볕으로부터 얻는 비타민D가 꼭 필요한 이유

우리 몸에 비타민D가 부족할 경우에 생기는 문제는 한두 가지가 아니다.

우선, 칼슘을 많이 섭취해도 비타민D가 부족하면 제대로 체내에 흡수되지 않는다. 그 결과 뼈가 약해지는 것은 물론 심하면 구루병, 골연화증이 유발된다. 그러니 뼈 건강을 생각한다면 햇볕을 반드시 쐬야 한다.

비타민D는 근육을 만드는 데도 관여하고 혈압, 혈당, 염증 조절에도 영향을 미치기 때문에 부족하면 협심증, 심근경색, 뇌졸중 같은 치명적인 질병이 유발된다. 또 기억력 저하, 우울증, 자가면역 질환을 앓을 수도 있다.

면역력에 있어서도 비타민D는 매우 중요한 역할을 한다. 면역세포인 백혈구에는 비타민D 수용체가 있다. 이 말은 곧 비타민D가 있어야 백혈구가 면역세포의 역할을 제대로 할 수 있다는 뜻이다. 실제로 백혈구와 비타민D가 결합하면 염증 물질을 억제하고 병원균을 죽일 수 있는 면역 단백질을 만들어낼 수 있다.[15]

햇볕이 직접적으로 면역력을 강화한다는 연구 결과도 있다. 2016년 미국 조지타운대학교 부속병원의 제라드 아헌 교수팀은 햇볕 속 '청색광선'이 비타민D의 합성과는 별개로 면역세포인 T세포를 직접 활성화한다는 사실을 밝혀냈다. 햇볕은 체내에 병원균이 있을 때 T세포에 '출동 명령'을 내리는 과산화수소를 만들기도 한다. 특히 피부에 있는 T세포는 혈액 속에 있는 T세포보다 그 숫자가 약 2배나 많다는 점에서 햇볕이 면역력에 미치는 영향이 꽤 크다고 할 수 있다.[16]

하루 15분, 피부암 걱정 없이 햇볕을 쬐는 방법

햇볕은 엔도르핀이라는 행복 호르몬을 분비해 기분까지 상쾌하게 만들어준다. 심지어 암의 발병 위험성을 크게 낮춘다는 연구 결과도 있다. 호주 퀸즐랜드 의학연구소의 레이첼 닐 교수팀은 자외선이 강한 지역에 거주하는 사람들은 그렇지 않은 지역에 사는 사람들보다 췌장암에 걸릴 확률이 30~40% 낮았으며, 난소암 발병률은 30%, 식도암의 발병률은 40%나 낮았다고 발표했다.[17]

하지만 피부암의 위험성은 여전히 존재하므로 햇볕의 면역력 강화와 피부암이라는 모순을 해결하기 위해서는 햇볕을 쬐는 계절과 시간을 고려해야 한다.

자외선의 종류는 세 가지다. 자외선A(UVA), 자외선B(UVB), 자외선C(UVC)가 그것이다. 이 중에서 자외선A는 피부를 노화시키는 주범으로, 이른 아침부터 해가 지기 전까지 우리 피부에 깊숙이 침투한다. 자외선B는 피부에 화상을 입히는 자외선으로 오전 10시부터 오후 2시까지 가장 강하다. 자외선C는 대체로 오존층에 흡수되어 지구상에서는 큰 문제를 일으키지 않는다.

햇볕을 쐴 때 가장 중요한 것은 '햇볕을 쐬는 시간'이다. 대체로 오전 10시부터 오후 3시 사이, 하루에 10~15분 정도는 햇볕을 쐬어야 한다. 여름에는 낮 12시부터 오후 2시까지는 자외선B가 너무 강하기 때문에 그 시간대를 피해 햇볕을 쐬어야 한다. 하지만 겨울에는 다르다. 오후 2시 이후에 내리쬐는 햇볕은 비타민D를 거의 합성하지 못할 정도로 미약하기에 겨울에는 시간과 상관없이 30분 이상 충분히 직사광선을 쐬어야 한다. [18]

특히 햇볕을 쐬어 생성된 비타민D는 과잉이 없다. 즉 쓰고 남은 비타민D는 체내에 축적되었다가 필요할 때 쓰인다. 그런 점에서 일조량이 줄어드는 겨울을 대비해서 봄부터 가을까지 비타민D를 잔뜩 축적해둘 필요가 있다. 다만 자외선이 피부에 직접 침투해야 비타민D가 생성되므로 햇볕을 쐴 때는 자외선 차단제를 바르지 말고, 봄부터 너무 춥지 않은 가을까지는 팔과 다리를 모두 내놓고 쐬는 것이 좋다. 햇볕 쐬기는 한 번에 10~15분씩 일주일에 최대 3회 정도면 충분하다.

햇볕 쐬기는 두말할 필요 없는 공짜 영양제다. 돈을 주고 사먹는 비타민D 보충제보다 효과가 더 뛰어나다는 점도 의심할 여지가 없다. 태양이 주는 하루 15분의 건강 선물을 자신의 것으로 만들기 위해 매일 조금씩이라도 짬을 내보자.

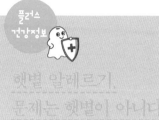

햇볕 알레르기, 문제는 햇볕이 아니다

햇볕에 피부가 노출되면 붉어지고 가려움을 느끼는 사람들이 있다. 일명 '햇볕 알레르기'다. 증상이 심해지면 화끈거림을 넘어서 물집이 생기고, 자주 발생하면 피부가 두꺼워지고 거칠어진다. 특히 여성들에게 많이 나타나는데, 미용을 중요하게 생각하는 여성에게는 거부감이 클 수밖에 없다. 게다가 한번 발병하면 증상이 몹시 괴로워 자살을 결심하는 사람이 있을 정도다.

병명이 '햇볕 알레르기'이기에 햇볕 때문에 발병한다고 생각하기 쉽지만 정작 문제는 면역력이다. 건강한 사람의 경우에는 같은 양의 햇볕을 쐬어도 이런 증상이 생기지 않는다. 하지만 햇볕 알레르기 환자들은 햇볕을 조금만 쐬어도 피부가 과도하게 반응한다. 이는 햇볕을 몸에 침입한 병원균으로 인식하기 때문이다. 따라서 혈액을 맑게 하고, 독소를 배출시키고, 꾸준히 운동을 해서 면역 기능을 회복해야 한다. 그러면 증상이 자연스럽게 사라질 수 있다.

햇볕 알레르기는 특정 약물의 복용이 원인일 수도 있다. 평소에는 전혀 문제를 일으키지 않는 약물(항정신성약, 항생제, 이뇨제 등)이 자외선과 상호작용하면 피부에 염증을 일으키기도 한다. 만약 지속적으로 특정 약물을 복용하는 중에 이런 증상이 생긴다면 반드시 의사와 상담해야 한다.[19]

하루 15분,
햇볕 쐬기로
면역력을 높이자

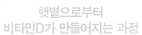
햇볕으로부터
비타민D가 만들어지는 과정

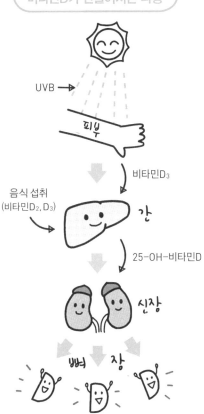

UVB →

피부

음식 섭취
(비타민D₂, D₃)

비타민D₃

간

25-OH-비타민D

신장

뼈 장

비타민D 합성 완료

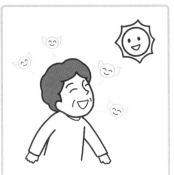

햇볕은 엔도르핀이라는 행복
호르몬을 분비해 기분까지 상
쾌하게 만든다.

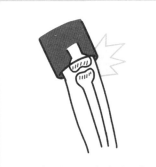

비타민D가 부족하면 칼슘을
아무리 섭취해도 제대로 흡수
되지 않아 뼈가 약해질 수 있다.

82

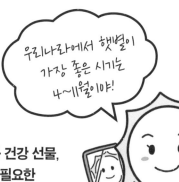

우리나라에서 햇볕이 가장 좋은 시기는 4~11월이야!

하루 15분의 공짜 건강 선물,
면역력 유지에 꼭 필요한
햇볕 쬐기를 실천하자!

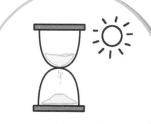

하루에 햇볕
10~15분 쬐기

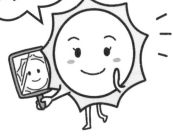

일주일에
3회 정도 쬐기

옷으로 전신을
가리거나 자외선 차단제
사용 자제

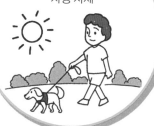

햇볕 쬐기에
적당한 시간은 대체로
오전 10시~오후 3시
(한여름은 제외)

목욕으로 혈액 순환과 체온 조절하기

　하루 중 가장 편안한 순간을 꼽으라면 힘들고 노곤한 몸을 이끌고 집에 들어와 따뜻한 물에 목욕하는 순간일 것이다. 목욕을 하면 하루의 피로와 스트레스가 날아가 행복감마저 든다. 또 목욕을 하는 것은 체온을 높일 수 있는 아주 중요한 습관이기도 하다.

　목욕은 면역력 강화에도 많은 도움이 된다. 체온을 높이고 혈액 순환을 원활히 해서 부교감신경을 활성화하고 심신을 안정시키기 때문이다. 면역력을 높이는 목욕은 물의 온도와 목욕 시간이 중요하다. 면역력을 높이려면 38~40℃의 따끈한 물에서 느긋하게 몸을 덥히는 것이 좋다. 물이 너무 뜨거우면 교감신경이 자극되어 몸이 긴장하고, 목욕을 오래 할 수도 없기 때문이다.

　목욕법에 따라 장단점이 있으니 자신의 몸 상태에 따라 선택해서 하면 된다. 다만 감기와 몸살 기운이 있을 때는 좀 더 신경 써서 목욕을 해야 한다.

온수욕

일단 목욕물은 '따끈한 물'이어야 한다. 대부분의 사람들은 38~40℃의 물을 따끈하다고 느끼고 41℃ 이상의 물은 뜨겁다고 느낀다. 물론 사람마다 뜨겁다는 기준이 다르기 때문에 이 수치가 절대적이지 않으니 자신에게 가장 적절한 온도를 찾으면 된다.

온수욕을 하면 몸의 부교감신경이 활성화되고, 심장박동도 잘 조절되고, 근육이 이완되는 장점이 있다. 또 혈압을 낮추고 몸의 긴장을 풀어줘 숙면에도 도움이 된다. 일반적으로 목욕은 잠자리에 들기 1~2시간 전에 하면 좋다. 만약 일찍 집에 돌아오자마자 샤워를 하는 사람이라면 일단 가볍게 씻은 후 취침하기 전에 다시 따끈한 물을 받아 욕조에서 휴식을 취한다는 생각으로 온수욕을 하면 좋다.[20]

여름철에 찬물로 목욕하는 사람도 있는데, 찬물 목욕은 순간적으로 몸을 식힐 뿐 체온 조절에는 도움이 되지 않는다. 한여름에도 따끈한 물로 목욕을 해야 더위를 더 잘 이길 수 있다.

냉수욕

목욕은 차가운 물로 해야 건강에 도움이 된다는 주장도 있다. 온수욕은 긴장과 스트레스 완화에는 도움을 줄지언정 겨울에는 오히려 피부 건조와 탄력 저하를 유발한다는 것이 그 근거다. 냉수욕을 하면 갈색지방이 생기기 때문에 지방 조직을 태우는 데 좋고, 따라서 체중 감량에 도움이 된다고 한다. 또 냉수욕은 남성의 경우에 정자 수를 늘리고 생식력을 향상시킨다. 실제 냉수욕을 하지 않는 남성들을 대상으로 비교 연구한 결과 냉수욕을 하는 남성의 경우 정자 수가 대폭 증가했으며, 백혈구의 양이 늘어나 면역체계가 활성화됐다.[21]

냉수욕은 10~15℃의 차가운 물에서 10~20분간 하는 것이 좋다. 운동선수들은 경기 후에 냉수욕을 하면 근육 통증 완화와 국소 부종 감소, 근력·스피드·순발력 회복에 효과적이다. 너무 낮은 온도는 되레 부정적인 효과가 날 수 있다.

따끈한 물에 하는 목욕과 찬물에 하는 목욕에 대한 주장이 상충되지만, 따끈한 물이냐 찬물이냐는 체질에 따라 선택할 수 있다. 예를 들어 따근한 물로 목욕을 했을 때 가슴이 답답해지고 한숨이 자꾸 나오거나 기운이 빠지는 체질(소음인), 몸에 열이 많아서 뜨거운 물에 오래 있으면 현기증이 나는 체질(태양인)은 냉수욕이 좋다. 반대로 땀을 흘릴수록 개운하고 몸도 가벼워지는 체질(태음인, 소양인)은 온수욕이 좋다.[22]

반신욕과 족욕

반신욕이나 족욕도 면역력 강화에 도움이 된다. 특히 반신욕은 심장에 부담을 주지 않으면서 몸을 따뜻하게 해 신진대사를 촉진시키고, 혈관을 확장해 혈액 순환을 원활히 하고, 스트레스를 없애며, 피로감을 줄여준다. 약 38~40℃ 정도의 따끈한 물을 욕조에 받아서 배꼽 아래까지만 담그고 20~30분 정도만 해도 충분히 효과를 볼 수 있다. 주의해야 할 점은 목욕 시 팔은 물 밖에 두고, 움직이지 않아야 한다.

고령자, 몸이 허약하거나 부기가 있는 사람은 족욕이 더 좋다. 발을 약 40℃의 물에 20~30분 정도만 담가도 몸이 따뜻해지면서 온몸의 혈액 순환이 촉진되고, 체내 노폐물 제거에 효과적이다. 하반신의 혈액 순환을 빠르게 촉진하고 싶다면 족욕이 가장 효과적이다.

반신욕이나 족욕을 한 후에는 따뜻한 물을 마셔 수분을 보충하고, 양말을 신거나 옷을 입어 몸을 따뜻하게 유지하는 것이 중요하다.

냉온욕

혈관 질환이나 피부 질환이 있는 사람은 온천이나 사우나를 갔을 때 냉온욕을 해보자. 14~15℃의 냉탕에서 1분, 41~43℃의 온탕에서 1분씩 번갈아 몸을 담그는 것이다. 이렇게 냉탕과 온탕을 오가면 피부 탄력이 강화되고, 말초혈관이 튼튼해지며, 혈액 순환이 촉진되어 면역력이 강해진다. 또 독소 배출로 림프액이 정화되고 체액이 중화되어 자율신경계가 안정되고 인체의 저항력이 강화된다.

냉온욕은 반드시 냉탕에서 시작하고 냉탕에서 끝내야 한다. 냉탕과 온탕의 이상적인 온도차는 25℃ 정도다. 냉탕에 적응이 안 되는 경우는 손과 발을 먼저 냉수로 적시는 것으로 시작해보자.

다만 냉탕과 온탕을 7회 이상 오가면 몸에 무리가 될 수 있으니 조심하고,[23] 고열이 있을 때, 심장이 좋지 않거나 노약자라면 냉온욕은 피해야 한다.

온천욕

온천욕을 하는 경우에는 온천수의 종류를 잘 가려야 한다.

황 성분이 들어 있는 유황온천의 경우에는 피부 질환, 신경통, 생리통이 있는 사람에게는 효과가 좋지만 허약하거나 피부가 건성인 사람에게는 오히려 자극이 될 수 있다.

광천수에는 이산화탄소가 풍부하게 들어 있어 소화기 질환을 가진 사람에게는 좋을 수 있지만, 고혈압이나 신장병 환자에게는 좋지 않은 영향을 미칠 수 있다.

온천욕을 하면 땀을 많이 흘려서 체내 수분과 염분, 그리고 비타민C의 손실이 있으니 온천욕을 마친 후에는 반드시 수분과 염분, 비타민C를 충분히 보충해주어야 한다.

때밀이는 피부 보호층을 벗겨내는 것

면역력을 생각한다면 목욕할 때 때밀이를 주의해야 한다. 한 달에 한두 번은 때를 밀어주어야 개운하다고 말하는 사람들이 있지만 의사들은 '절대' 때를 밀지 말라고 조언한다. 우리가 흔히 알고 있는 '때'는 피부 표면의 탈락된 각질층과 땀, 피지, 먼지가 섞인 것으로 피부를 보호하고 외부 병원균으로부터의 감염을 막아주다가 일정 시간이 지나면 자연히 떨어지기 때문이다.

물론 때가 많이 쌓이고 오래되면 땀이나 피지 분비를 나쁘게 하고 체온 조절이나 신진대사 기능에 방해가 되겠지만, 평소 샤워를 하면서 손으로 문지르기만 해도 때가 충분히 씻기니 일부러 때를 밀지 않아도 된다. 게다가 과도한 균에 노출되지 않는 한 피부에 있는 세균도 면역력 유지에 도움이 된다.

술 마신 뒤 사우나는 위험

숙취를 풀겠다며 음주 후 사우나를 이용하는 경우가 많은데, 위험한 행동이다. 술을 마시면 몸에서 수분이 배출되기 때문에 일종의 탈수 상태가 된다. 그렇지 않아도 몸에 수분이 부족한데 또다시 사우나에서 땀을 흘리면 혈액 순환에 필요한 수분이 부족해져 심근경색이나 뇌졸중이 유발될 수 있다. 사우나 후에 갑작스럽게 사망하는 경우는 이런 이유 때문이다.

체온을 유지하는
두 가지 방법

　연구자에 따라 주장이 다르지만, 대체로 체온이 1℃ 낮아지면 면역력은 30~35% 떨어지고, 체온이 1℃ 높아지면 반대로 면역력이 2~5배 높아진다고 한다. 무엇보다 암세포는 높은 온도에서는 절대 살아남지 못한다. 일본에서 연구한 바에 따르면, 암세포를 39.5℃에 두면 단 10일 만에 완전히 사멸된다. 그만큼 암세포는 높은 온도에 약하다. 그렇다면 암을 이기는 원리 역시 간단하다. 즉 정상 체온을 유지하면 누구나 암을 극복할 수 있는 것이다.

　정상 체온을 적절히 유지하는 방법은 두 가지다. 몸의 온도와 몸속 온도를 지키는 것이다.

　아무리 옷을 따뜻하게 입어도 몸속의 발열 기능이 떨어지면 체온이 떨어진다. 따라서 우선 몸의 온도를 36.5~37℃로 높여야 한다. 그러려면 적정 실내 온도(20℃)를 유지하고, 옷을 따뜻하게 입고, 차가운 음식을 먹지 않는 것이 기본이다. 다만 만성질환자들은 실내온도를 26~28℃로 유지하는 것이 좋다.

　여기에 몸속 온도(심부체온)도 올려야 한다. 예를 들어 혈액 순환이 잘되지 않으면 몸은 정상적인 발열 기능을 하지 못하므로 운동 부족, 스트레스, 불충분한 수면 등의 습관을 개선해서 혈액 순환을 촉진해야 한다.

몸의 온도를 높이는 생활습관

- 하루에 30분 이상 햇볕 쐬기
- 기온이 낮아지면 따뜻하게 옷 입기
- 실내 온도 적절하게 유지하기
- 차가운 음식 먹지 않기

몸속 온도를 높이는 생활습관

- 스트레스에서 빨리 벗어나기
- 충분한 수면과 휴식 취하기
- 운동을 통해 혈액 순환 촉진하기
- 목욕으로 정상 체온 유지하기
- 가공하지 않은 자연식품 먹기

91

체온 유지와 혈액 순환에 좋은 목욕법

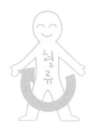

심장에 부담을 주지 않고
몸의 중심부까지 덥히려면
적당한 시간 동안 하체를 따뜻한 물에
담그는 목욕을 하는 것이 좋다.

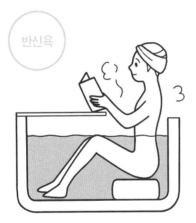

반신욕

- 38~40℃ 정도의 따뜻한 물에 20~30분간 몸을 담근다.
- 물은 배꼽 아래까지 오게 한다.
- 하체에만 수압이 작용하기 때문에 하체의 혈액 순환이 활발해져서 붓기가 가라앉는다.
- 마지막에 물의 온도를 높여 몸의 중심부까지 덥힌 후에 욕조에서 나온다.

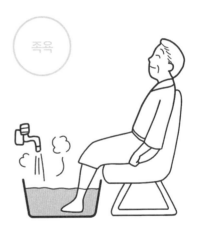

족욕

- 40℃ 정도의 따뜻한 물에 20~30분간 발을 담근다.
- 물이 식으면 뜨거운 물을 더 부어 물의 온도를 유지한다.
- 몸이 허약하거나 투병 중인 환자, 고령자에게 알맞은 목욕법이다.

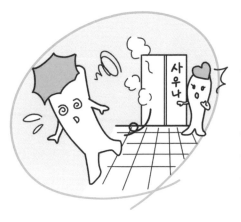

전신욕이나 사우나는
체력 소모가 심하다.
허약한 사람의 경우
급하게 체온이 오르지 않는
족욕이나 반신욕을 하면
부담이 없다.

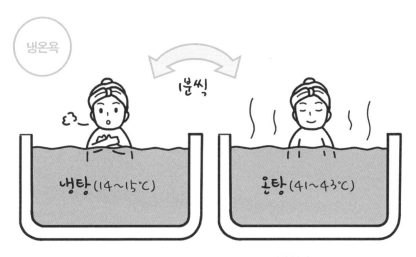

냉온욕

1분씩

냉탕(14~15℃)

온탕(41~43℃)

- 냉온욕은 냉탕에서 시작해서 냉탕으로 끝내야 한다.
- 7회 이하로 냉온탕을 1분씩 오간다.
- 혈관 질환이나 피부 질환의 회복에 좋다.

질 좋은 수면은
최고의 면역 증강제

질 좋은 수면은 두말할 필요 없는 최고의 면역 증강제이다. 잠을 자는 동안 우리 몸은 부교감신경이 활성화되고 멜라토닌 호르몬을 분비하는데 이 호르몬은 활성산소를 중화하고, 독성 물질을 해독하며, 암세포를 죽이는 작용을 한다. 특히 NK세포가 활성화되기 때문에 잠을 잘 자는 것 자체가 항암치료라고 해도 과언이 아니다.

반대로 잠을 충분히 못 자면 암세포가 증식한다는 연구 결과가 있다. 미국 스탠퍼드대학교의 연구 결과에 의하면, 수면 부족은 각종 호르몬 분비를 교란시켜 암세포 증식의 원인이 될 수 있다. 게다가 폐렴, 중이염, 감기 등의 질병에 걸릴 확률도 최대 80%까지 높아진다. 그러나 안타깝게도 수면 문제를 안고 사는 현대인이 너무나 많다.

수면 습관 체크하기

　잠을 잘 자기 위해서는 수면을 방해하는 습관부터 돌아볼 필요가 있다. 나쁜 습관만 없애도 불면증으로 고생할 일은 줄어든다.

　2016년 경제협력개발기구(OECD)에서 조사한 바에 의하면 영국, 미국 등 상위권 국가들의 평균 수면 시간은 8시간 50분이지만, 우리나라 사람들의 평균 수면 시간은 7시간 49분이다. 우리나라 사람들의 수면을 방해하는 가장 큰 원인은 업무 스트레스(43%)이고, 두 번째 원인은 TV 시청과 스마트폰의 사용이다. 세 번째 원인은 늦은 저녁에 마시는 커피와 술, 그리고 야식이다.

　당신은 어떤가? 우선 자신의 수면 습관을 체크해보자. 아래의 체크리스트에서 3개 이상의 항목에 해당된다면 수면 환경을 개선하는 노력을 시작해야 한다.[24]

- 기상 알람이 없으면 매일 아침 같은 시간에 일어나지 못한다.
- 아침에 이불 속에서 나오는 것이 귀찮다.
- 조금이라도 더 자고 싶어서 기상 알람을 몇 번이나 끈다.
- 낮에 정신이 없어 물건을 잃어버리는 경우가 종종 있다.
- TV를 보다가 잠드는 일이 자주 있다.

- 저녁식사 후 한가로우면 곧 선잠이 든다.
- 잠들기까지 30분 이상 걸린다.
- 자동차 운전 중에 조는 경우가 자주 있다.
- 낮잠을 자지 않으면 안 된다.
- 눈 밑에 다크서클이 있다.

(출처 : 이브자리 수면환경연구소)

잠자리 전 걱정 떨쳐내기

잠을 잘 자기 위해 가장 먼저 할 일은 저녁 시간에 걱정과 불안을 떨쳐내는 것이다. '내일의 걱정은 내일로 미룬다'고 마음먹고, 잠들기 직전까지 일을 하는 습관도 이제는 그만둬야 한다. 잠자리에 누워서도 일 생각으로 좀처럼 잠들지 못하기 때문이다.

잠자리에서 전자기기와 멀어지기

대부분의 사람들이 잠을 청해야 하는 시간에 침대에 누워 전자기기를 보는데, 잠자리에서 전자기기의 사용도 자제해야 한다. 노트북, 패드, 스마트폰에서 방출되는 블루라이트는 두뇌를 강하게 자극해 숙면을 방해하기 때문이다. 그러니 잠자리에서는 과감히 전자기기의 사용을 멈추고 잠잘 준비를 해야 한다.

전자기기 대신 명상을 하거나, 가벼운 스트레칭으로 몸의 긴장을 풀어주거나, 책을 읽으면 잠드는 데 도움이 된다.

저녁 시간에 강도 높은 운동 자제하기

저녁 시간에 지나치게 강도 높은 운동을 하면 심박수를 높이고 심장의 긴장도를 더하기 때문에 몸이 편안하지 않다. 교감신경이 우세해지기 때문이다. 따라서 잠자기 3시간 전에는 모든 운동을 마쳐야 한다.

잠자기 전 야식이나 음주하지 않기

늦은 저녁에 음식을 섭취해서도 안 된다. 특히 기름에 튀긴 음식, 고기, 술, 청량음료 등은 우리 몸을 각성시키고 위에 부담을 준다. 고기는 소화되기까지 오래 걸리기 때문에 밤늦게 고기를 먹으면 잠든 뒤에도 우리 몸은 쉬지 못하고 계속해서 고기를 소화시켜야 한다. 기름에 튀긴 음식 역시 위에 오래 머무르기 때문에 불편감이 느껴진다. 그러면 수면의 질은 당연히 떨어질 수밖에 없다.

음주 역시 숙면을 방해한다. 어떤 사람들은 '잠을 잘 자기 위해 술을 마신다'고 하지만, 이는 착각이다. 사람들이 '술을 마시면 수면에 도움이 된다'고 생각하는 것은 빨리 잠들기 때문이다. 술을 마시면 '가바(Gaba)'라는 두뇌 신경전달물질이 분비되는데, 이 물질은 신체 활동을 전반적으로 억제해 잠이 들게 만든다. 흔히 술자리에서 자신도 모르게 잠드는 것은 이런 이유 때문이다.

문제는, 이렇게 '빨리' 잠드는 것만으로는 '좋은' 수면이라고 할 수 없다는 점이다. 깊은 잠을 방해하기 때문에 호흡 중추의 기능이 떨어지고, 수면의 질도 낮아진다. 게다가 술을 마시고 잠드는 일이 잦으면 심장, 위, 장, 간에 질병이 생길 확률이 높다.

수면을 방해하는 약물 남용하지 않기

약물 남용도 수면을 크게 방해한다. 부신피질호르몬제, 기관지 확장제, 진통제, 자극성 우울제, 혈압 강하제, 니코틴, 갑상샘호르 몬제 등이 수면을 방해한다.[25] 이런 약물을 복용하고 있다면 사용 량과 빈도를 줄이고, 전문의와 수면과 관련된 상담을 해야 한다.

수면제는 전문의와 상의 후 복용하기

수면제 복용으로 불면 증상을 호전시킬 수 있다면 고려해볼 수 있다. 그러나 반드시 전문의와의 상담을 통해 결정해야 한다. 수면 제를 이용한 약물 치료를 할 때는 불면 증상의 유무를 단편적으로 따질 것이 아니라, 먼저 우울증 여부를 알아보는 것이 중요하다. 만약 다른 질병이 있어 그 영향으로 잠을 이루지 못한다면 불면의 원인이 되는 질병을 치료해야 할 것이다. 수면제 복용이 오히려 질 병에 해롭기 때문이다.

질 좋은 수면은 최고의 면역 증강제

우리 몸은 잠자는 동안 면역력을 회복한다.

수면을 방해하는 습관을 체크하자.

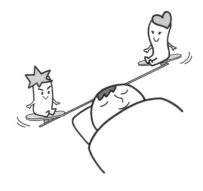

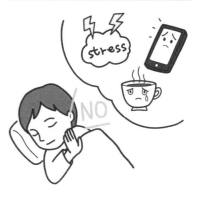

내일의 걱정은 내일로!

책을 읽거나 가벼운 스트레칭으로 긴장을 풀자.

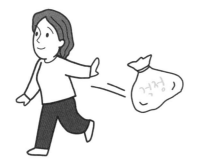

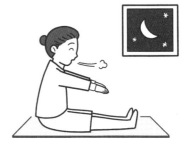

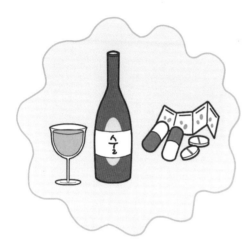

술을 마시면 빨리 잠드는 것
같지만 깊은 잠을 방해하기에
수면의 질은 떨어진다.
약물도 수면을 방해할 수
있으니 반드시 전문의와
상의 후 복용해야 한다.

수면 시간은
적당해야 한다.
잠이 부족하면
면역력이 떨어지고,
너무 많이 자면
무기력해진다.

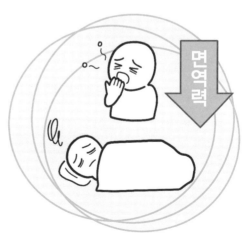

면역력

PART 3

매 순간 지켜야 할
면역력 강화 습관

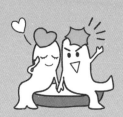

인간의 면역력은 매우 정교하면서도 견고하게 설계되어 있다. 겹겹이 외부의 병원균을 방어하는 것은 물론이고, 한두 번 그 균형이 흐트러진다고 해서 바로 면역력이 약화되지도 않는다. 하지만 견고한 만큼이나 한번 무너지면 연쇄적으로 무너질 수 있고, 복구되기까지 많은 시간과 노력이 필요하다. 건강하게 100세 시대를 살고 싶다면 매 순간 끊임없이 면역력을 지키고 강화하는 습관을 실천해야 한다.

건강한 식습관은 면역력 강화의 기본

면역력에 좋은 음식을 찾아서 먹는 것도 중요하지만, 일상의 식단에서 건강한 식습관을 갖추는 일도 중요하다. 면역력을 좌우하는 자율신경계는 음식의 영향을 많이 받기 때문이다. 따라서 건강한 식습관을 지키는 것이 우리 몸을 건강하게 하는 가장 중요한 방법이다.

우선, 육류 중심의 식단은 채소 중심의 식단으로 바꿀 필요가 있다. 육류를 많이 먹으면 인체는 에너지가 넘쳐 주어진 일을 척척 해낼 수 있다. 이런 모습이 좋아 보일 수 있지만, 교감신경이 우세한 상황이 지속되기 때문에 면역력이 무너지게 된다. 여기에 염분까지 과잉 섭취하면 우리 몸은 스트레스에 스트레스를 더하는 상태가 되고 만다. 따라서 육류를 좋아하는 사람은 채소 섭취를 적극적으로 늘려야 한다. 채소를 중심으로 식사를 하는 사람들은 대부분 성격이 유순하고 느긋하며 쉽게 화를 내지 않기에 외부의 자극으로부터 스트레스를 받는 일이 적다. 또 식이섬유를 충분히 섭취하면 장 건강에 도움이 된다. 장에는 전체 면역세포의 70~80%가 있는 만큼 장이 건강하면 면역력도 강해진다.

소금과 설탕은 적절히 섭취하는 것이 좋다. 소금과 설탕은 입맛을 자극하는 중독성이 있지만 과잉 섭취하면 면역력에 치명적인 작용을 한다. 소금은 정제소금(나트륨염)이 아닌 천연소금(마스네슘염)을 섭취해야 한다. 정제소금은 교감신경을 우세하게 만들어 혈압을 올리지만, 천연소금은 부교감신경을 우세하게 만들어 혈압을 떨어뜨리기 때문이다. 설탕 역시 정제되지 않은 것을 골라 먹어야 한다. 단것을 먹으면 긴장이 풀리고 기분이 전환되지만 정제설탕은 이 효과가 오래 지속되지 못한다. 순식간에 흡수되는 대신 지속시간이 짧아서 효과가 떨어지면 도리어 불안하고 초조해진다. 반면, 비정제설탕을 섭취하면 분해와 소화가 천천히 되고 부교감신경이 활성화되어 이완 효과가 오래간다.

먹는 방법도 중요하다. 바쁘게 사는 현대인들은 식사를 할 때 대충 씹고 빨리 삼키는 경향이 있는데, 음식을 천천히 잘 씹어서 먹으면 부교감신경이 활성화되어 면역 작용에 도움이 된다. 스포츠

선수들이 시합 전에 껌을 씹는 것은 부교감신경을 활성화해 긴장 감을 다스리기 위한 행동이다. 잘 씹어 먹는 것은 음식물의 소화 흡수에 도움이 되는 것은 물론 포만중추를 자극해 과식을 막기에 다이어트에도 효과가 있다.

매일 적당량의 수분을 섭취하는 것도 부교감신경을 활성화해서 면역력을 높인다. 수분은 비뇨기계를 적당히 자극해 몸이 긴장하지 않도록 해주며 탈수 증상을 막아준다. 또 각종 체액과 혈액이 온몸을 잘 순환하도록 도와준다.

나이에 따라 지켜야 할 식습관도 알아두어야 한다. 현미나 채소 중심의 식사는 면역력을 높이는 데 도움이 되지만, 우리 몸에 활력을 주지 않는다는 단점이 있다. 그런 점에서 성장기 아이들과 청소년, 활동적으로 사회생활을 해야 하는 20~30대는 육류를 적당량 같이 먹어야 한다. 교감신경이 활성화되어야 공부할 때 집중력이 높아지고, 일을 할 때 추진력도 발휘되기 때문이다. 40대부터는 면역력에 도움이 되는 음식을 먹는 것이 좋지만, 그렇다고 너무 가려 먹는 것도 스트레스로 작용한다. 따라서 감사하는 마음으로 골고루 먹는 식습관이 가장 바람직하다.

면역력을 강화하는 올바른 식습관에 대해 더 알고 싶다면 '몸속 최고의 의사, 면역 이야기' 시리즈 중 제3권《면역력을 높이는 식생활》을 참고하면 된다.

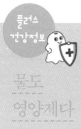

물도
영양제다

물은 생명 유지에 절대적으로 필요하다. 인체의 70%가 수분으로 이루어져 있고, 뇌척수액의 99%, 뇌회백질의 85%, 혈액의 94%, 근육의 75~78%, 피부의 72%, 간의 70%, 뼈의 22%, 심지어 수분이 전혀 없을 것 같은 치아도 3%가 수분이다. 그래서 인체에서 수분이 단 1%만 부족해도 두뇌 기능에 이상이 생기고, 10%가 부족하면 우리 몸은 혼수상태에 빠진다.

수분이 없는 인체는 상상할 수도 없다. 우리 몸에 노폐물이 가득하면 당연히 면역력이 낮아지는데, 물은 노폐물을 배출해 혈액을 깨끗히 하며, 혈전이 생기는 것을 예방해 혈액 순환을 촉진한다. 우리가 섭취한 음식을 에너지로 바꾸는 데도 물은 중요한 역할을 한다. 그런 점에서 물은 '영양제'이면서 면역력을 가장 밑바닥에서 받쳐주는 '받침돌'이라고 해도 과언이 아니다.

안타까운 점은 우리나라 사람들의 수분 섭취량이 부족하다는 것이다. 세계보건기구가 권장하는 수분 섭취량은 하루 2ℓ이지만, 우리나라 사람들의 평균 수분 섭취량은 860㎖에서 1ℓ에 불과하다. 게다가 우리나라 사람들이 커피를 즐기다 보니 수분 부족 상태는 흔한 일이 되었다. 커피 한 잔에 물 2잔 정도의 수분이 체외로 배출되기 때문이다. 커피를 좋아하거나, 하루 물 섭취량이 2ℓ가 안 된다면 이제부터라도 틈틈이 물을 마셔주는 것이 면역력을 지키는 데 효과적이다.

균형 잡힌 식단과
효소가 살아 있는 식생활

면역력이 잘 유지된다는 것은 우리 몸에서 노화한 세포가 사멸되고 새로운 세포가 태어나는 과정이 원활히 이루어진다는 뜻이다. 이렇게 세포의 운동이 원활하면 체온도 정상적으로 유지되기 때문에 면역력에 이상이 생기지 않는다. 면역력이 최적인 상태가 유지되는 것이다.

인체는 세포를 재생하고 체온을 유지하는 데 필요한 일차적인 에너지를 모두 음식에서 얻는다. 그래서 무엇을 먹느냐는 면역력과 긴밀히 연관될 수밖에 없다. 면역력을 높이는 음식으로는 3대 필수 영양소(탄수화물·지방·단백질)를 비롯해 비타민, 미네랄, 식이섬유 중 어느 것 하나 빠뜨릴 수 없다. 이 모든 영양소를 골고루 섭취해야 면역 시스템이 제대로 작동하기 때문이다.

영양소의 비율 맞추기

영양이 골고루 잡힌 식단을 구성할 때 중요한 것은 '영양소의 적정 비율'이다.

탄수화물은 전체 식단에서 최소 55~65%를 차지해야 한다. 인체에서 탄수화물은 일종의 '연료 탱크'다. 두뇌를 비롯해 신체의 거의 모든 조직에 필요한 에너지를 조달하는 역할을 한다. 또 탄수화물은 체내에서 포도당으로 바뀌어 세포의 구성물질이 된다. 특히 손톱, 뼈, 연골, 피부 등의 중요한 구성 요소가 된다. 그래서 탄수화물은 체내에서 일정한 비율을 유지해야 한다. 탄수화물 섭취가 너무 적을 경우에는 '저혈당 증세'가 오고, 반대로 과잉 섭취하면 지방으로 저장되어 비만을 부른다. 탄수화물을 건강하게 섭취하기 위해서는 흰 밥보다는 현미, 귀리, 통밀 등으로 밥을 지어 먹는 것이 좋다.

단백질은 7~20%가 되어야 한다. 단백질은 체내에서 아미노산으로 분해되어 조직을 형성한다. 근육 형성에 도움이 되고, 세포의 생성과 호르몬의 분비에 있어서 중요한 역할을 한다. 단백질은 살아 있는 세포에는 수분 다음으로 중요한 영양소다. 다른 영양 물질들과 결합해 이들을 세포 내 필요한 곳으로 운반한다. 따라서 단백질이 부족하면 인체에 영양소가 제대로 흡수되지 않아 면역력이 약화된다. 주로 육류와 생선류, 콩류로 섭취할 수 있다.

지방은 15~30% 정도다. 지방은 에너지 밀도가 높아 순간적인 힘을 낼 수 있게 하며, 간에서 포도당으로 전환되어 에너지원으로 사용된다. 세포막의 주요 성분으로, 두뇌를 둘러싼 막의 대부분이 지방으로 이루어져 있다. 성호르몬, 성장호르몬을 만드는 데도 사용된다. 주로 건강한 육류와 생선류, 올리브유, 들기름 등의 식물성 기름이나 견과류로 섭취할 수 있다.

다만 이러한 영양소 비율에 너무 얽매일 필요는 없다. 매 끼니 비율을 정확하게 맞추기는 힘드니 2~3일 정도의 식단에서 균형을 맞추면 된다. 예를 들어 오늘 고기를 지나치게 먹었다 싶으면 다음 날에는 고기 섭취량을 줄이면 된다.

비타민과 미네랄 섭취를 위해서 채소와 과일의 섭취도 잊어서는 안 된다. 비타민과 미네랄은 체내에 흡수된 영양소들이 인체에 필요한 에너지로 전환되도록 만들어주기 때문에 이들 영양소가 부족하면 아무리 몸에 좋은 필수 영양소를 섭취하더라도 무용지물이 되고 만다.

비타민은 에너지를 만들지는 못하지만 미량으로 신체 기능을 조절하고 탄수화물, 단백질, 지방의 대사 작용에 관여해 몸에 잘 흡수되도록 돕는다. 오로지 음식을 통해서 공급되며, 비타민D는 햇별을 받아야만 체내에서 합성된다.

미네랄은 우리 몸에서 4%밖에 필요로 하지 않는 미량영양소이지만 약 70여 가지가 있다. 뼈와 치아를 구성하고, 혈액 속의 산소를 운반하며, 삼투압을 조절하는 등 전반적인 대사에 관여한다. 또 호르몬을 조절하고 면역 작용에도 관여한다. 비타민과 미네랄은 주로 채소와 해조류, 콩류 식품에 함유되어 있다.

여기서 조심할 것은 '건강한 음식에 대한 편식'에 빠지지 않는 것이다. 예를 들어 시금치가 우리 몸에 좋다지만, 계속해서 시금치만 섭취하면 편식이 되어 다른 채소에 있는 영양소를 섭취하기가 힘들어진다. 따라서 아무리 몸에 좋은 음식이라도 한 가지만 고집하지 말고 골고루 먹어야 한다.

면역력에 나쁜 음식 피하기

면역력에 도움이 되는 음식을 먹는 것도 중요하지만, 면역력에 좋지 않은 음식을 피하는 것도 균형 잡힌 식단의 조건이다.

예를 들어, 라면은 짜고 지방이 많아서 영양의 균형을 파괴한다. 여기에 김치까지 같이 먹으면 '나트륨 폭탄'이 되고 만다. 면이 꼭 먹고 싶다면 차라리 우동을 먹는 것이 좀 더 낫다. 김치찌개, 된장찌개 역시 나트륨 함량이 높으므로 국물을 최소한으로 섭취해야 한다. 젓갈류는 간편하게 먹을 수 있는 데다 감칠맛 도는 짠맛이 식욕을 돋우지만 나트륨 함량이 높으니 되도록 섭취량을 줄여야 한다.

초콜릿 같은 단순당이 많은 식품은 과일로 대체하는 것이 현명하다.

효소가 살아 있는 음식으로 장 건강 챙기기

면역력의 근원인 장이 오염되지 않도록 해야 한다. 그러기 위해서는 '장 면역력'을 높여야 하는데, 장 면역력을 높이기 위해서는 '효소가 살아 있는 음식'을 먹어야 한다.

효소는 인체라는 화학공장에서 영양소를 생명 에너지로 바꿀 때 촉매 역할을 하는 아주 중요한 물질이다. 효소의 혜택을 받으려면 익히지 않은 과일과 채소, 발효식품을 꼭 챙겨 먹어야 한다. 이 식품들에는 효소가 살아 있고, 3대 필수 영양소(탄수화물·지방·단백질)와 비타민, 미네랄, 피토케미컬이 있으며, 양질의 수분도 있다.

면역력을 생각한다면 식단에서 가장 먼저 갖춰야 할 것이 통곡물이다. 통곡물은 껍질을 벗기거나 쪼개지 않은 쌀, 보리, 콩, 조, 기장, 수수, 밀, 옥수수 등의 곡물을 말한다. 곡물을 껍질째 섭취하면 곡물에 담긴 영양소 전부를 섭취할 수 있다.

예를 들어 현미를 정제한 백미는 정제 과정에서 표피와 배아에 있던 식이섬유, 칼슘, 미네랄, 단백질, 철분 등이 깎여나간다. 그러니 면역력을 위해서라면 현미를 먹는 것이 좋다. 현미에는 백미보다 마그네슘은 7배, 비타민B6는 10배, 비타민B1은 8배, 식이섬유는 5배 가량 많다. 그러나 칼로리와 탄수화물은 현미보다 백미가 0.9배 더 많다.

콩도 통째로 먹는 것이 좋다. 콩은 '콩과 식물'의 종자이기 때문에 싹을 띄우는데 필요한 다양한 영양소가 풍부하게 함유되어 있다. 또 탄수화물, 단백질, 비타민, 미네랄, 식이섬유 등 면역력에 좋은 영양소도 많이 들어 있다.

통곡물처럼 통째로 먹는 해산물도 있다. 뼈째 먹는 민물새우와 멸치가 대표적인데, 양질의 단백질과 칼슘이 풍부하고 껍질에는 키틴질이라는 동물성 식이섬유가 함유되어 있다.

발효식품은 미생물의 작용에 의해 숙성된 식품으로, 원재료가 가지고 있는 영양소에 미생물이 만들어낸 효소가 더해져서 면역력 향상에 큰 도움을 준다. 가장 대표적인 발효식품은 김치, 생청국장(낫토), 요구르트, 된장이다.

요구르트는 발효 과정에서 생긴 미생물이 장의 기능을 활성화하고, 낫토는 낫토균이 만들어내는 낫토키나제라는 효소가 뭉친 혈액을 풀어주어 혈액 순환을 원활하게 하고 세포에 충분한 산소와 영양소를 제공함으로써 면역력 향상에 도움을 준다.

김치는 전 세계가 인정하는 발효식품으로, 김치의 면역력 향상 효과는 이미 증명되었다. 가장 최근의 연구 결과는 2019년 초에 발표된 충북대학교 수의학과 이완규 교수팀의 동물실험 결과이다. 실험자들은 생쥐에게 면역 억제제를 투여해 면역력을 크게 낮춘 뒤 김치에서 추출한 유산균을 먹게 했다. 그러자 김치의 유산균을 먹은 생쥐들의 면역력이 훨씬 좋아진 것은 물론 면역 억제제를 먹기 전의 상태로 면역력이 회복되었다. 김치에는 무, 파, 마늘, 고추 등 식물성 재료들이 풍부하게 들어 있기에 항산화 물질, 비타민, 미네랄, 식이섬유가 풍부하다. 또 발효 과정에서 생긴 유익균 덕분에 김치를 먹으면 장이 튼튼해진다.

된장 역시 최고의 발효식품 중 하나다. 발효와 숙성 과정에서 효모, 유산균 등이 많이 생성되어 소화를 돕고 면역력을 강화한다.

식이섬유 섭취로 장을 편안하게 하기

효소만큼이나 장 면역력을 높이는 데 중요한 요소는 '식이섬유'다. 식이섬유는 인체의 소화효소로는 분해되지 않는 식물의 구성 성분으로, 체내에서 수분을 흡수해 변을 부드럽게 하고 배변 양을 늘림으로써 장을 편안하게 만들어준다. 장이 편안해지면 부교감신경이 활성화되면서 면역력이 향상된다. 특히 배변 과정에서 체내에 있는 다양한 이물질을 흡착해 배출해주기 때문에 대장암을 예방하고, 혈중 콜레스테롤과 혈당을 낮추는 효과가 있다.

게다가 식이섬유는 장내 세균의 먹이가 되기도 한다. 장내 세균이 발효될 때 유기산 단쇄지방산이 생기는데, 이 물질은 면역력을 강화하는 등 건강의 유지와 향상에 매우 중요한 존재임이 최근에 밝혀졌다.

식이섬유는 장에서 용해되느냐 장에서 용해되지 않고 배출되느냐에 따라 크게 '수용성 식이섬유'와 '불용성 식이섬유'로 나뉜다.

불용성 식이섬유는 장 기능을 활발하게 하고 유해물질을 배출해서 변비 해소는 물론 대장암 예방에 효과적이다. 불용성 식이섬유는 주로 채소와 버섯, 통곡물과 콩에 많이 들어 있다.

과일과 톳, 미역, 다시마, 김 등의 해조류에 함유된 수용성 식이섬유는 포도당의 흡수 속도를 완만하게 하고, 혈중 콜레스테롤을 정상화하며, 교감신경을 활성화시키는 나트륨을 체내에서 흡수 및 배설하기 때문에 고혈압은 물론 당뇨병과 고지혈증을 예방하고, 혈액 순환에 도움을 준다.

항산화 식품을 먹어 면역력 강화하기

면역력에 특별히 도움이 되는 식품이 있다. '항산화 물질(피토케미컬)'이 풍부한 식품들로, 우리 몸 안에 생기는 활성산소를 제거해 산화 스트레스로부터 인체를 방어하도록 돕는다.

대표적인 항산화 물질은 비타민A, 비타민E, 비타민C, 셀레늄, 코엔자임Q_{10}(CoQ_{10}), 카테킨을 포함하는 폴리페놀류 물질이다. 항산화 물질은 그 종류가 무려 5,000여 가지로 녹차의 카테킨, 포도주의 레스베라트롤, 사과 · 양파 · 마늘 · 무 · 인삼의 케르세틴 등이 있다. 케르세틴은 콜레스테롤을 분해해 혈관을 깨끗하게 만들어주고, 심장을 보호하며, 체내 산화를 억제한다.

과일에 많은 플라보노이드와 콩에 많은 이소플라본도 폴리페놀의 일종이다. 폴리페놀은 식물의 광합성으로 생성된 색소와 쓴맛 성분으로, 포도처럼 색이 선명하고 떫은맛 혹은 쓴맛이 나는 식품에 많다. 이런 식품들은 항암, 항염 기능이 뛰어나다. 체내의 활성산소를 제거하고 세포를 보호하기 때문에 면역력 강화에 크게 도움이 된다. 미국 사우스캐롤라이나의대 연구팀은 이런 식품들이 면역세포의 하나인 T세포를 더욱 강화한다는 연구 결과를 발표하기도 했다.

따지고 보면 '자연에서 얻어지는 거의 모든 식품'이 면역력 강화 식품이다. 다만 인간이 그 식품들을 조리하고 가공하고 유통하는 과정에서 면역력에 도움이 되는 영양소가 배제되고, 몸에 해로운 식품첨가물이 들어가고, 조리 과정에서 유해한 물질이 발생하면서 면역력을 해치는 식품으로 변한 것이다. 그런 점에서 자연 그대로의 식품을 과하게 조리하지 않고 먹는다면 우리는 매일 면역력을 강화할 수 있을 것이다.

면역력을 높이는 식품을 충분히 먹자

전체식품을 먹는다

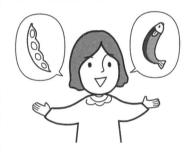

껍질째 먹을 수 있는 현미·콩·깨와 머리부터 꼬리까지 다 먹을 수 있는 뼈째 먹는 생선 등에는 우리 몸에 필요한 영양소가 고루 들어 있다. 이런 전체식품으로 식단을 꾸미면 반찬의 가짓수가 많지 않아도 균형 있게 영양을 섭취할 수 있다.

효소가 살아 있는 발효식품을 먹는다

발효식품인 청국장, 요구르트에는 바실리스균, 유산균과 같은 미생물이 함유되어 있어 맛이 좋고 소화 흡수가 잘된다. 또 식재료 고유의 영양소뿐만 아니라 발효 단계에서 생성되는 효소의 효능까지 누릴 수 있다.

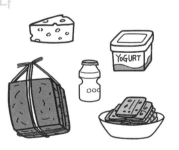

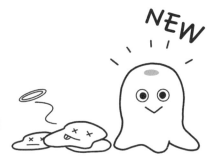

**면역력이 잘 유지된다는 것은
노화한 세포가 사멸되고
싱싱한 세포가 태어나는 과정이
원활하다는 뜻이다.**

식이섬유가 많은 채소와 해조류를 충분히 먹는다

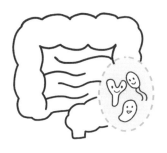

장은 면역력의 핵심 기관이다. 평소에 채소, 해조류, 버섯, 콩 등 식이섬유가 많은 식품을 적극적으로 먹으면 배변이 규칙적이면서 장내에 부패물이 쌓이지 않고 장내 유익균도 늘어나 면역력이 좋아진다.

항산화 식품을 먹는다

몸 안의 활성산소를 제거하고 세포를 보호하는 항산화 물질을 함유한 식품을 항산화 식품이라고 한다. 주로 과일, 채소, 씨앗, 뿌리에 많은 항산화 물질은 체내 활성산소를 제거해 세포 손상을 막는 등 세포를 보호해 면역력을 강화한다.

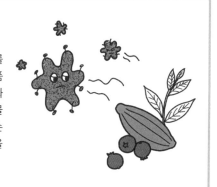

장내 유익균을
늘리는 식사

 과거에는 장(腸)이 건강에 미치는 영향에 대해 중요하게 여기지 않았다. 하지만 의학 기술이 발달하고 면역에 대한 연구가 집중적으로 이루어지면서 '장의 역할'이 하나씩 밝혀지기 시작했다. 사람들을 가장 놀라게 한 발견은 체내 면역세포의 70~80%가 장에 몰려 있다는 점이다. 이 말은, 다른 모든 면역세포가 파괴되어도 장의 면역세포가 살아 있으면 사람은 건강을 유지할 수 있다는 의미다.

 따라서 면역력을 최고 수준으로 높이려면 장내 세균에 관심을 기울여야 한다. 장에 아무리 면역세포가 많아도 장내 세균의 상태나 장내 환경이 좋지 않으면 면역세포도 제 능력을 발휘하지 못하기 때문이다.

깨끗한 장으로 면역력 유지하기

면역력에 정통한 의학자들은 '장내 세균이 인생을 바꾼다'고 말한다. 얼마나 중요하기에 '인생을 바꾼다'라고 표현할까? 실제로 장내 세균은 인체의 건강은 물론 우울증, 자폐증, 감정 조절 등 정신 건강에도 영향을 미치고, 비만을 해결하는 열쇠도 쥐고 있다. 또 당뇨병, 동맥경화 등의 만성질환은 물론 나이가 들면서 누구나 두려워하는 치매도 장내 세균과 관련이 있다.

가장 건강한 장내 환경은 유익균 30%, 중간균 60%, 유해균 10%로 분포되어 있을 때다. 장내 세균이 이 비율로 분포되어 있지 않으면 무엇을 먹어도 살이 되고, 아무리 운동을 해도 건강해지지 않고, 면역력도 떨어진다. 어린아이들도 마찬가지다. 장에 문제가 있으면 변비나 아토피피부염으로 고생하고, 집중력도 떨어져 학습력이 부족해지는 결과를 낳는다. 즉 장이 건강하다는 것은 '삶의 질을 높임으로써 인생을 바꾼다'고 해도 과언이 아니다.

식습관 개선으로 유익균 늘리기

장내 세균의 비율이 무너지면서 장 건강이 악화되는 경우가 있는데, 바로 잘못된 식습관에 의해서다. 다행인 것은 더 늦기 전에 잘못된 식습관을 유익균을 늘리는 식습관으로 바로잡으면 장 건강을 회복할 수 있다는 점이다. 장 건강을 지키는 일상의 식습관들을 하나씩 살펴보고 실천하자.

■ 맵고 짜고 기름진 음식 섭취 자제하기

육류로 대표되는 기름진 음식은 장에 변을 오래 머무르게 하는 특징이 있다. 그러면 독소가 발생하고 장의 점막세포가 파괴되면서 유익균이 죽게 된다. 또 지나치게 맵고 짠 음식은 위에도 악영향을 끼치지만 장에 들어가면 유해균을 늘릴 수 있으니 섭취를 자제해야 한다.

■ 채소 충분히 섭취하기

채소에 함유된 식이섬유는 장내 노폐물을 외부로 배출함으로써 유익균을 늘린다. 식이섬유는 김·다시마 등의 해조류, 콩·보리 등의 곡물, 과일과 채소에 풍부히 들어 있다.

■ 유산균 섭취하기

유산균은 음식을 통해 충분히 섭취하면 더할 나위 없지만, 현실적으로 음식으로 섭취하기가 쉽지 않을 경우에는 건강보조식품으로 섭취하는 것도 괜찮다. 달지 않은 요구르트를 섭취해도 좋고, 프로바이오틱스를 섭취해도 된다. 유산균 제품을 구입할 때는 유산균이 '장까지 살아서 가느냐'를 꼭 확인하고 선택해야 한다.

■ 물 충분히 마시기

물은 생명을 유지하는 기본 요소이다. 특히 공복에 마시는 물은 여러 가지 이점이 있다. 우선 변비 개선을 돕는다. 변비는 장내 수분이 부족해 변이 딱딱하게 굳어서 생기기 때문에 수분 섭취를 늘리면 어느 정도 해소될 수 있다. 또 위와 장을 자극해 소화를 촉진하고 노폐물을 효과적으로 배출함으로써 유해균을 줄이고 유익균을 늘린다.

다만 식사 후 물 섭취는 신경을 써야 한다. 식사 직후에 물을 마시면 소화효소의 작용을 방해할 수 있으므로 식사 후 최소 1시간 ~1시간 30분 이후부터 물을 마시는 것이 좋다.

바쁘게 생활하다 보면 한 끼 정도는 쉽게 거를 수 있다. 물론 아주 가끔 식사를 거르는 것은 큰 문제가 되지 않지만 이런 일이 자주 생기면 장의 연동운동에 문제가 생긴다. 장의 연동운동이 둔해지면 변비가 생길 수 있다.

■ 야식 절대 금지하기

밤에는 장의 활동이 현저히 떨어져서 같은 양의 음식을 섭취해도 제대로 소화시키지 못한다. 따라서 야식을 먹는 것은 장에 노폐물을 가득 남기는 것과 같다. 이런 노폐물은 독소를 발생시켜 장염, 궤양을 유발한다. 그러니 아무리 소화 능력이 뛰어난 사람이라도 밤 9시 이후에는 절대 음식을 먹어서는 안 된다. 특히 라면, 족발 등 야식 메뉴는 상당량의 노폐물을 장에 남긴다.[26]

규칙적인 배변은
건강의 척도

    배변 상태로도 몸이 건강한지 아닌지를 알 수 있다. 만약 오랜 시간 변비가 지속되면 일상생활이 유쾌하지 못하고 매순간 불편함을 느낀다.

    변비는 심리적인 요인과 잘못된 식습관이라는 두 가지 원인에 의해 발생한다. 만약 지속적으로 스트레스를 받는 상황이라 몸이 긴장을 하고 그로 인해 교감신경이 활성화된 상태라면 변비를 근본적으로 치료하기는 쉽지 않다. 식이섬유를 너무 섭취하지 않아서 생긴 변비는 각종 채소와 버섯, 두부, 해조류 등을 먹으면 장운동이 활발해지면서 해소될 수 있다.

    한 가지 주의할 점이 있다. 변비를 개선하려고 무조건 식이섬유를 많이 먹어서는 안 된다는 점이다. 2018년 〈대한내과학회지〉에 발표된 서울아산병원 정기욱 교수의 연구에 따르면 양파, 마늘, 감자, 바나나 등을 과잉 섭취하면 장내 가스가 유발되어 복부에 더 부담을 준다. 또 장에서 용해되지 않고 배출되는 불용성 식이섬유(양배추, 브로콜리, 흑미 등)를 과잉 섭취하면 장내 수분을 빼앗겨 오히려 변비가 악화될 수 있다. 변비 개선에 가장 좋은 방법은 적절한 수분 섭취와 하루 20~25g의 식이섬유 섭취다.[27]

    설사도 건강의 중요한 지표다. 면역력이 떨어지면 병원균을 제거하는 능력이 떨어져 장내 유해균의 숫자가 늘어나고 염증이 생기면서 복통과 설사가 잦아진다. 설사가 지속되면 식이섬유가 많이 들어 있는 음식을 피해야 한다.

장내 유익균을
늘리는 식사법

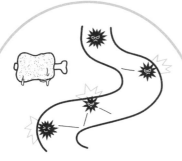

맵고 짜고 기름진 음식은
피하자.

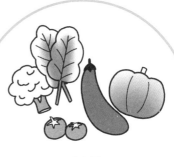

채소를
충분히 섭취하자.

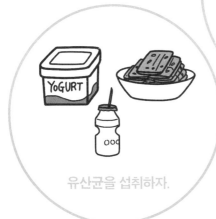

유산균을 섭취하자.

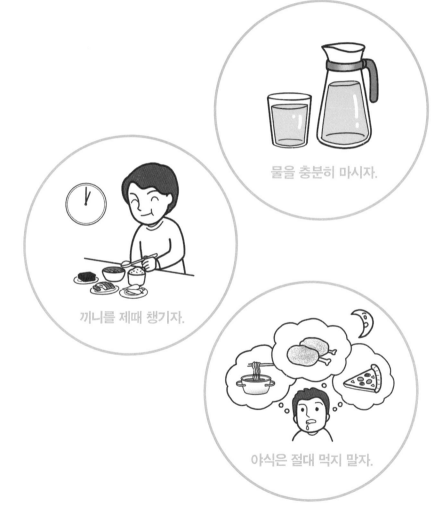

물을 충분히 마시자.

끼니를 제때 챙기자.

야식은 절대 먹지 말자.

면역력 담당관인
림프계를 지키는 습관

인체의 혈액은 '혈관계'를 통해 전신을 순환한다. 이와 똑같은 방식의 기관계로는 '림프계'가 있는데, 림프계를 통해서 림구액(림프구)이 전신을 순환한다. 이 둘을 '체액 순환 채널'이라고 부른다.

혈액이 온몸의 장기와 세포에 영양소와 산소를 공급한다면, 림프액은 곳곳에 있는 세균을 잡아먹고 바이러스와 싸우면서 노폐물을 배출한다. 따라서 '우리 몸의 면역력을 담당하는 곳은 림프계'라고 할 수 있다.

림프계는 인체를 지키는 각종 면역세포를 만들고 훈련시키면서 언제든 우리 몸을 외부의 병원균으로부터 지킬 준비를 하고 있다. 따라서 림프계가 활성화되면 그만큼 면역력도 강해진다.

림프계의 면역력 강화 원리

림프계의 존재를 최초로 깨달은 사람은 의학의 아버지 히포크라테스다. 하지만 당시만 해도 현미경 등의 정밀한 관찰 도구가 없어 '혈관 이외의 또 다른 통로'가 있다는 정도로만 알았을 뿐 구체적인 역할이나 기능에 대해서는 연구되지 못했다. 이후 림프계에 대한 연구가 이루어지면서 면역력의 형성과 유지에서 매우 중요한 역할을 한다는 사실이 밝혀졌다.

림프계는 림프절과 림프관으로 구성되어 있으며, 림프액(림프구)은 그 사이를 오가는 액체다. 림프절이란 일종의 훈련장으로, 외부에서 유입된 병원균이나 암세포 등과 싸울 수 있는 각종 면역세포들이 주둔하면서 계속 성장하고 있다. 크기는 2.5cm 정도이고 그 안에 림프구와 같은 백혈구가 주둔해 림프절로 유입된 외부 병원균이나 이물질에 대한 대식세포 작용과 면역반응을 일으킨다.

림프관은 수송 통로다. 면역세포들이 림프관을 통해 전신으로 퍼져나가 병원균과 싸운 뒤에 다시 림프구를 통해 림프절로 되돌아갈 때 여러 이물질을 제거하며 전력을 다진다. 반복되는 이 과정에서 면역세포는 자신이 싸웠던 병원균을 더욱 정확하게 기억하고 전투력은 더 강화된다.

혈액은 심장이라는 펌프 기관이 있어 빠르게 우리 몸을 순환할 수 있지만, 림프계에는 심장의 역할을 하는 장기가 없어서 림프액은 혈액보다 느릿느릿 순환한다. 림프액의 순환 속도가 정상 상태보다 느려지는 것은 면역력이 약해졌음을 의미한다. 림프액의 순환 속도를 느려지게 하는 대표적인 원인은 음주, 흡연, 스트레스다. 만약 몸이 개운하지 않고 뻐근하고 피부가 두툼하게 접힌다는 느낌이 들면 림프액의 순환 속도가 느려졌다고 할 수 있다. 림프계는 한꺼번에 큰 타격을 입지는 않지만, 한번 손상되기 시작하면 면역력에 큰 영향을 준다.

림프액 순환 속도 높이기

이런 경우, 마사지로 림프액의 순환 속도를 높여주면 면역력이 강화될 수 있다. 면역세포가 모여 있는 림프절은 주로 귀밑샘, 목, 쇄골, 겨드랑이, 복부, 서혜(사타구니), 오금에 위치해 있다. 이곳을 매일 10분 정도 가볍게 마사지해주면 림프액의 순환이 촉진된다. 다만 강도를 너무 강하게 해서는 안 된다. 그저 '톡톡' 쳐주는 정도, 혹은 '피부를 손가락으로 잡아서 늘리는' 정도면 충분하다.

특히 중요한 부위는 목 주변이다. 우리 몸에는 대략 500개 정도의 림프절이 있는데, 그중에서 300개가 목 주변에 집중되어 있다. 이는 얼굴에 코, 입, 눈, 귀 등 외부의 병원균이 침입할 수 있는 통로가 집중되어 있기 때문이다.[28]

그런데 림프액의 원활한 순환이 우리 몸에서 꼭 긍정적인 역할만 하는 것은 아니다. 흔히 암이 전이되었다고 말할 때 대부분 암세포의 전이 통로가 림프계이기에 암 환자들은 이러한 자극을 삼가야 한다. 림프액이 몸 곳곳을 순환하다 보니 림프절을 자극할 경우 암세포의 전이가 빨라질 수 있기 때문이다. 림프계 자체에서 암이 발생하기도 하는데 이를 '림프종'이라고 부른다.

운동과 음식 역시 림프액의 순환 속도를 자극한다. 무리하지 않는 선에서 운동을 하면 림프액의 흐름 속도가 10~30배까지 빨라진다. 음식은, 림프액이 알칼리성이면서 지방 성분이 많기 때문에 비슷한 성질을 가진 고등어·달걀 등의 필수지방산 식품과 사과·마늘·채소 등의 알칼리성 식품을 섭취하면 도움이 된다.[29] 적당한 수분 섭취도 림프액의 순환 속도를 촉진한다.

림프계는 혈관계와 함께 인체의 건강을 유지하는 양대 산맥이다. 그만큼 소중한 곳이기에 매일 림프 마사지와 음식 조절을 통해 적절히 관리해야 한다.

림프 마사지로 면역력을 높이자

혈관계를 통해 혈액이 전신을 순환하듯
림프액은 림프계를 통해 전신을 순환하며
병원균을 잡아먹고 노폐물을 배출한다.
림프 마사지를 하면 림프액 순환에 도움이 된다.

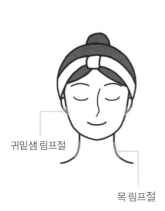

귀밑샘 림프절

목 림프절

외부와의 통로가
집중되어 있는 목 주변은
500개 정도의 림프절 중
300개의 림프절이 몰려 있을
정도로 중요한 부위다.

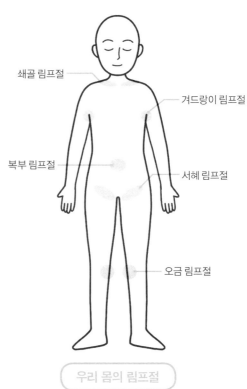

쇄골 림프절

겨드랑이 림프절

복부 림프절

서혜 림프절

오금 림프절

우리 몸의 림프절

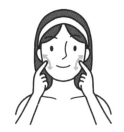

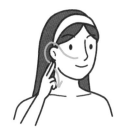

얼굴 중간에 있는 광대뼈와 움푹 들어간 부분을 양손 검지로 누른다.

검지와 중지로 콧방울 옆에서 귀 방향으로 광대를 따라 눌러준 다음 귀 뒤쪽으로 쓸어내린다.

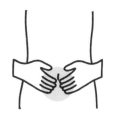

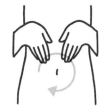

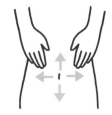

양 손바닥을 배꼽 위에 포개놓고 20초간 온기를 느낀다.

양 손가락으로 배꼽 주변에 원을 그리며 마사지를 한다.

배꼽을 중심으로 동서남북 방향으로 손끝으로 천천히 누르며 쓸어내린다.

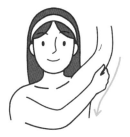

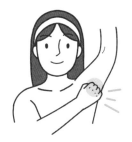

팔을 위로 들고 반대쪽 손으로 팔꿈치에서 겨드랑이 방향으로 쓸어내린다. 양쪽을 번갈아가며 2~3회 반복한다.

팔을 든 상태에서 주먹 쥔 손으로 겨드랑이 부분을 통통 친다.

호흡과 명상은
면역력 강화 세트

우리가 생명을 유지하는 한 절대로 멈춰지지 않는 것이 있다. 바로 외부의 공기(산소)를 체내로 빨아들이고 체내의 이산화탄소를 내뱉는 호흡, 그리고 호흡으로 인한 심장의 활동이다. 우리가 하루에 코를 통해서 흡입하는 공기의 양은 무려 $8,000\ell$이고 무려 1만 회의 호흡을 한다. 호흡을 통해 몸속으로 들어간 산소는 혈관을 타고 곳곳으로 퍼지고 영양소와 결합해 에너지를 발생시킨다.

호흡을 하는 방법은 두 가지다. 코로 하는 호흡과 입으로 하는 호흡이다. 둘 다 체내로 공기를 흡입한다는 점에서 다를 것이 없지만, 면역력 측면에서 두 호흡법은 큰 차이가 있다.

코호흡만으로도 면역력 강화

　사람은 무의식적으로 입으로 호흡하는 경우가 많다. 입호흡은 코호흡보다 공기의 흡입량이 훨씬 많아 좀 더 편하게 느껴지기 때문이다. 또한 코호흡이 힘든 상태, 즉 비염이 있거나 부정교합이 있을 때 자신도 모르게 입호흡을 하게 된다. 특별히 호흡에 대해 교육을 받지 않은 아이들도 호흡이 쉽다는 이유로 입호흡을 하곤 한다. 그러나 입호흡을 하면 공기 중의 병원균이 그대로 체내로 들어갈 수 있고, 건조한 공기도 흡입하게 된다.

　반면, 코에는 다양한 방어선들이 존재한다. 코의 점막, 점막을 촉촉이 적셔주는 콧물, 그리고 코털이 다양한 외부 물질을 걸러준다. 코의 점막은 그 자체로 면역세포다. 이 면역세포는 또 다른 면역세포인 비만세포(Master Cell)와 함께 외부 물질이 코로 들어올 경우 재채기를 일으키고 콧물을 분비시켜서 체내 진입을 막는다.

　코호흡을 하면 면역력이 좋아진다는 연구 결과가 다수 있다. 〈대한간호학회지〉에 따르면, 암 수술과 항암치료를 마친 30~60세 여성들을 대상으로 4주간 코로 하는 복식호흡을 훈련시킨 결과 면역세포인 T세포가 68.5%에서 71.6%로 증가했다. 중국 산동대학교에서 실시한, 입호흡을 하는 사람 50명과 코호흡을 하는 사람

50명을 비교한 연구에서는 입호흡을 하는 사람들의 면역력이 현저히 낮다는 결과가 도출되었다.

복식호흡은 심신 안정에 도움

코호흡과 함께 생각해야 할 것은 흉식호흡(가슴호흡)과 복식호흡(배호흡)이다. 흉식호흡을 하면 가슴이 팽창하고 어깨가 올라간다. 반면 복식호흡은 숨을 들이쉴 때 폐 하단부에 있는 횡격막이 아래로 밀려나면서 배 부위가 부풀어 오른다. 이러한 복식호흡은 긴장을 완화하고 혈압을 낮추고 체지방을 감소시키며, 코티솔과 같은 스트레스 호르몬의 방출을 감소시킴으로써 면역력 강화에 도움을 준다.[30] 흔히 극도로 긴장하거나 스트레스가 쌓인 사람에게 심호흡을 권하는데, '깊은 호흡'으로 알고 있는 심호흡은 본질적으로 복식호흡을 말한다. 복식호흡을 하면 심신이 안정되고 스트레스가 다소 해소된다.

복식호흡을 올바르게 하기 위해서는 느리고 길게 호흡한다는 마음으로, 배가 부풀어오르는 느낌으로 코로 공기를 들이마시고 풍선에서 바람이 빠져나가는 느낌으로 배를 수축시킨다. 들이쉴 때

2~3초 정도 크게 들이쉬고, 2초 정도를 참은 뒤 다시 4~5초 정도에 걸쳐 숨을 내쉰다고 생각하면 된다.

복식호흡은 명상과 결합될 때 효과가 극대화된다. 명상의 첫 단계가 복식호흡이라는 점에서 하루에 10분 정도만 복식호흡을 하면서 명상을 해도 심신 안정 및 면역력 강화에 큰 도움을 얻을 수 있다.

명상 중 NK세포 증가

캐나다 캘거리대학교 암센터의 린다 칼슨 교수팀은 유방암과 전립선암 환자에게 8주간 명상치료를 실시한 결과 백혈구와 NK세포의 수가 증가했다. 미국 로욜라대학교에서는 8주간 피실험자들에게 명상을 시켰는데 NK세포의 활성 수치가 60에서 100으로 올라갔다. 면역세포의 활성 수치란 병원균과의 싸움에서 보이는 전투력을 의미한다. 아무리 NK세포가 많아도 전투력이 낮으면 효과적으로 싸울 수 없다는 점에서 명상이 면역력에 도움이 된다고 할 수 있다.

명상에 빠지면 근육이 이완되고 두뇌에 산소 공급이 촉진된다.

이 과정에서 행복 호르몬인 세로토닌이 분비되어 불안과 초조가 사라진다.[31]

명상을 재미없고 어려운 일로 생각하는 경향이 있는데, 단순하게 표현하면 명상은 '생각과 잡념을 버리는 활동'이니 명상하는 동안에는 아무 생각도 하지 않는 것이 중요하다. 하지만 우리의 의식은 끊임없이 생각을 떠올리기 때문에 잡념에서 완전히 벗어나기가 쉽지는 않다. 그래서 복식호흡을 해야 한다. 복식호흡을 하면서 날숨과 들숨을 느끼면 잡념에서 벗어나는 데 도움이 된다. 다만 잡념이 100% 제거되기는 어려우니 잡념이 생기면 버리고 떠오르면 지우면서 호흡에 집중해야 한다.

호흡법과 명상의 결합은 '숨만 잘 쉬어도 건강해질 수 있다'는 말을 실감케 하는 면역력 강화법이다. 어디서든 혼자서 할 수 있기 때문에 마음만 먹으면 언제라도 실천할 수 있다.

마음의 평화를 위해

마음의 평화는 건강한 삶에 꼭 필요하다. 마음속에 고민이나 두려움이 가득하면 자율신경계 중추인 시상하부에 영향을 끼쳐 체온, 호흡, 장이 제 기능을 못 하게 된다. 일본의 니시지마 와후 스님은 마음의 평화를 얻는 방법으로 참선을 추천하면서 참선을 했을 때 누릴 수 있는 이익에 대해 다음과 같이 말하고 있다.

참선이란 자세를 바로 하고 똑바로 앉는 것이다.
참선을 하면 자세 반사가 작동해 교감신경과 부교감신경이 균형을 이룬다.
참선을 하면 넘치는 생각에서 오는 불만이 없어지고, 넘치는 감정에서 오는 불안이 사라진다.
참선을 하면 마음먹은 것을 바로 실천에 옮길 수 있는 실행력이 생긴다.
참선을 하면 마음에 내키지 않는 일을 그만둘 수 있는 용기가 생긴다.
참선을 하면 나와 우주가 하나가 되어 행복한 인생을 영위할 수 있다.

살다 보면 갖가지 스트레스가 생긴다. 그러니 꾸준한 참선을 통해 마음의 평화를 얻을 필요가 있다. 참선을 생활화하면 어떤 일을 추진해야 할 때 문제 해결을 위한 좋은 생각이 떠오르고, 이를 바로 행동으로 옮길 수 있는 용기가 생긴다. 반대로 쓸 데 없는 일은 마음에 두지 않게 되고, 불필요한 행동이라면 당장 끊을 수 있는 결단력이 생긴다. 이렇게 할 수 있는 일과 할 수 없는 일을 무의식적으로 구분할 수 있다면 최고의 경지에 올랐다고 자부할 수 있다.
마음을 가라앉히고 몸이 전하는 소리에 가만히 귀 기울이면서 몸을 괴롭히는 생활을 스스로 선택하지는 않았는지 반성해보자.

면역력 강화 세트, 호흡과 명상

양팔을 위로 올리고 가슴을 활짝 펴서 숨을 깊이 들이쉰다(흉식호흡).

배를 부풀리면서 조금씩 숨을 멈춰가며 천천히 입으로 숨을 내쉰다(복식호흡).

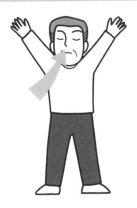

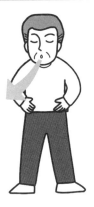

잠자리에서 2~3회 심호흡(복식호흡)을 하면 잠을 푹 잘 수 있다.

일할 때도 의자에 앉아서 의식적으로 깊게 숨을 쉬어보자.

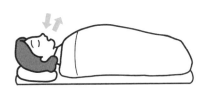

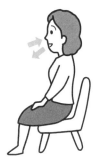

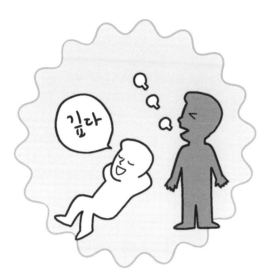

긴장하면
호흡이 얕고 빨라지며,
마음이 편하면
호흡이 깊고 느려진다.

심호흡으로
긴장을 풀면
부교감신경이
활성화된다.

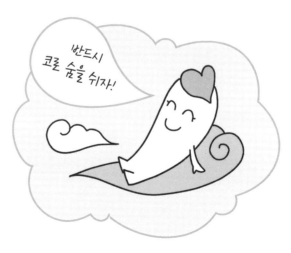

141

참고 문헌(본문 인용 도서)

1 이용재, '스마트폰, 수명 갉아먹는다… 스트레스 호르몬 영향', 코메디닷컴,
   2019년 4월 26일

2 김하윤, '스트레스받는 시간 10분 이내면 면역세포 늘고 행복 호르몬 분비', 헬스조선,
   2013년 6월 19일

3 이병문, '하하하, 깔깔깔 건강 100세의 비결… 소리내 실컷 웃기', 매일경제,
   2017년 1월 6일

4 죠셉 머콜라, '불안장애를 겪고 계신다면 다음 10가지를 명심하세요',
   korean.mercola.com, 2019년 7월 11일

5 이민영, '폭음 즐기는 사람, 감염 질환에 취약한 이유', 중앙일보 플러스, 2020년 2월 18일

6 권순일, '술 한 잔만 마셔도… 5가지 암 위험 증가', 코메디닷컴, 2019년 6월 10일

7 이소현, '면역력에 흡연은 치명적… 호흡기 질환 유행 시 유의', 이코노믹리뷰,
   2020년 2월 23일

8 고종관, '흡연, 폐보다 심장·뇌혈관에 치명타', 중앙일보, 2008년 6월 30일

9 고재학, '[지평선] 약물 남용', 한국일보, 2016년 8월 12일

10 이우상, '항생제가 면역력 약화시키는 이유 밝혀졌다', 동아사이언스, 2016년 5월 22일

11 이명진, '스테로이드제 복용 시 면역력 떨어지는 원인 밝혀', 매일경제, 2005년 5월 12일

12 김성민, '노벨 생리의학상, 美 과학자 공동 수상… 생체리듬 조절 'period' 규명',
   바이오스펙테이터, 2017년 10월 2일

13 이기상, '침실 조명 밝을수록 우울증 걸릴 위험 높아져', 헬스조선, 2017년 8월 22일

14 최희진, '면역력 높이려면 힘든 운동 삼가세요', 국민건강보험 공식 블로그,
   2020년 6월 4일

15 조현정, '면역력 떨어지는 요즘, 비타민D 보충으로 극복하자', 웰리스뉴스, 2020년 8월 19일

16 최병국, '햇빛의 놀라운 효과 발견… 인체 면역기능 직접 강화', 연합뉴스, 2016년 12월 22일

17 이보람, '알면 알수록 놀라운 햇빛의 건강 효과', 캔서앤서, 2020년 4월 1일

18 김련옥, '피부암 유발 VS 면역력 강화', 헬스조선, 2014년 8월 22일

19 권선미, '우리 몸이 햇빛을 적으로 인식했을 때 생기는 병', 헬스조선, 2014년 6월 5일

20 김용, '미지근한 물로 목욕, 밤잠은 물론 면역력도↑', 코메디닷컴, 2015년 6월 25일

21 최정재, '겨울에도 찬물 샤워가 좋은 8가지 이유, 사이언스모니터, 2019년 11월 25일

22 편집팀, '땀내면 좋은 사람, 해로운 사람 따로 있어', 헬스조선, 2013년 12월 26일

23 '목욕과 관련한 오해와 진실', TV조선 포스트, 2017년 6월 24일

24 박미현, '잠 못 드는 당신을 위한 숙면 가이드', 조선일보, 2017년 1월 27일

25 김민국, '술 한잔 수면에 도움? 잠에 대한 오해와 진실', 코메디닷컴, 2014년 4월 5일

26 편집팀, '장 건강을 위해 버려야 할 습관 8가지', 헬스조선, 2010년 9월 7일

27 이금숙, '변비엔 식이섬유? 만능 해결책 아니다', 헬스조선, 2018년 6월 8일

28 이보람, '겨드랑이 · 목 수시로 톡톡, 몸속 노폐물 배출 효과 으뜸', 캔서앤서,
   2020년 8월 17일

29 유대형, '문제는 면역력… 림프계 활성화로 감염 맞서자', 헬스조선, 2020년 2월 25일

30 김수진, '호흡 바로 하면 건강수명 늘어… 올바른 호흡법이란?', 헬스조선, 2018년 5월 11일

31 이보람, '암 관리의 방해꾼 스트레스, 복식호흡으로 조절', 캔서앤서, 2020년 3월 20일

면역력을 높이는 생활습관

초판 1쇄 인쇄 2021년 1월 11일
초판 1쇄 발행 2021년 1월 18일

지은이 전나무숲 편집부
펴낸이 강효림

기획·정리 이남훈
편집 곽도경
디자인 채지연
일러스트 주영란
마케팅 김용우

용지 한서지업(주)
인쇄 한영문화사

펴낸곳 도서출판 전나무숲 檜林
출판등록 1994년 7월 15일·제10-1008호
주소 03961 서울시 마포구 방울내로 75, 2층
전화 02-322-7128
팩스 02-325-0944
홈페이지 www.firforest.co.kr
이메일 forest@firforest.co.kr

ISBN 979-11-88544-60-8 (14510)
        979-11-88544-58-5 (세트)